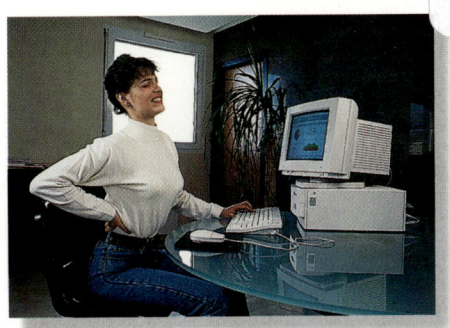

Aktiv und beweglich bei

Rheuma

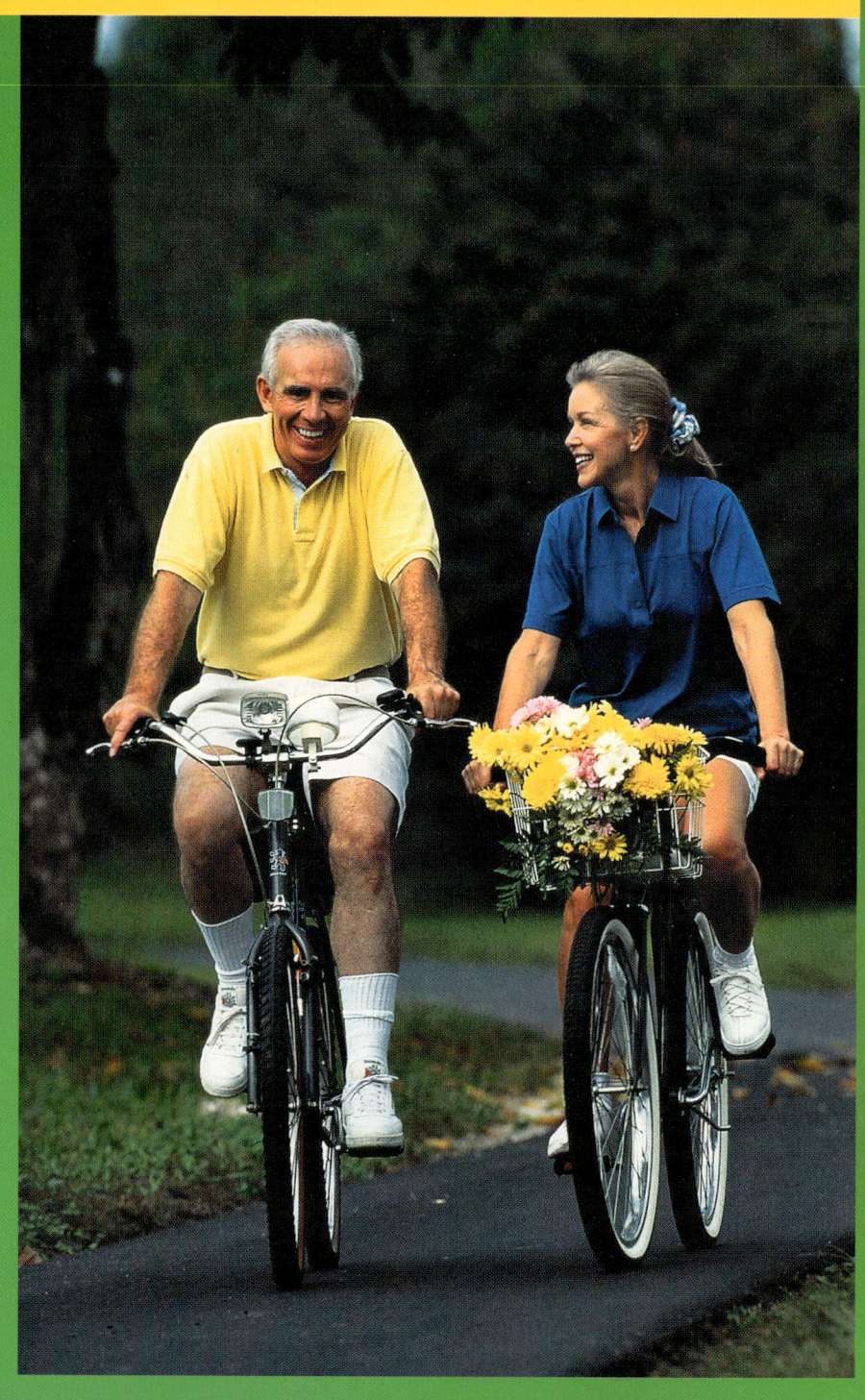

Prof. Dr. med. Kurt Gräfenstein

Aktiv und beweglich bei
Rheuma

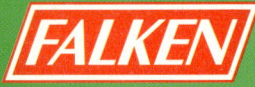

Inhalt

**Rheuma –
das Grundlagenwissen** _____ 7

Betroffene
Körperstrukturen _____ 8

Verschleißerscheinungen
Gelenke _____ 10

Verschleißerscheinungen
der Wirbelsäule _____ 11

**Ursachen und Symptome
rheumatischer
Erkrankungen** _____ 12

Allgemeine Symptome
rheumatischer Erkrankungen 13

Schmerzen _____ 13

Gelenkschwellung _____ 14

Formveränderung
der Gelenke _____ 16

Verspannungen der
Muskulatur _____ 16

Nervenreizung _____ 17

Wichtige Ursachen
rheumatischer Erkrankungen 17

Immunsystem _____ 17

Infektionen _____ 18

Vererbung _____ 18

Verschleißbedingte
Ursachen _____ 19

Seelische Einflüsse _____ 19

Haltungsstörungen _____ 19

Stoffwechselstörungen ____ 20

Ernährung _____ 20

**Rheumatische
Erkrankungsformen** _____ 21

Entzündliche Gelenkleiden _ 22

Diagnose und Therapie ___ 22

Chronische Polyarthritis ___ 24

Entzündliche Gelenk-
leiden nach dem
60. Lebensjahr _____ 25

Entzündliche Gelenk-
leiden bei Kindern _____ 25

Chronische Arthritis
bei Schuppenflechte _____ 27

Reaktive Arthritiden _____ 27

Lymearthritis _____ 28

Bechterewsche
Erkrankung _____ 29

Gicht _____ 31

Entzündliche Binde-
gewebserkrankungen _____ 32

Degenerative Gelenkleiden
(Arthrosen) _____ 35

Diagnose und Therapie ___ 36

Arthrose der
großen Gelenke _____ 36

Arthrose der
kleinen Gelenke _____ 37

Degenerative Wirbelsäulenleiden _____ 38

Diagnose und Therapie ___ 38

Nacken- und Schulter-
schmerzen _____ 40

Brustkorbschmerzen _____ 40

Rücken- und tiefsitzende
Kreuzschmerzen _____ 40
Osteoporose _____ 42
Ursachen und Symptome _ 42
Diagnose und Therapie ___ 43
Der Weichteilrheumatismus _ 44
Ursachen und Symptome _ 44
Diagnose und Therapie ___ 46

Die Diagnose _____ 47
Befragung und ärztliche
Untersuchung _____ 48
Krankengeschichte _____ 48
Körperliche Untersuchung 49
Die Klärung der
Schmerzqualität _____ 50
Ergänzende
Untersuchungen _____ 52
Laboruntersuchungen ___ 52
Röntgenuntersuchungen _ 54
Ultraschalluntersuchungen 54
Computer- und Kernspin-
tomographie _____ 54
Gelenkpunktion und
Gelenkspiegelung _____ 55

Die Behandlung _____ 56
Was können Sie als
Patient tun? _____ 57
Sich gründlich informieren 57
Haltungsfehler vermeiden _ 58
Sich richtig ernähren ___ 59
Sich bewegen _____ 60
Medikamentöse Therapie ___ 61
Kortisonfreie Schmerz-
medikamente _____ 62

Kortisonpräparate _____ 64
Langsam wirkende
Antirheumatika _____ 65
Osteoporosepräparate ___ 66
Knorpelschutzpräparate _ 67
Gichtpräparate _____ 67
Äußerlich anwendbare
Mittel _____ 68
Physikalische Maßnahmen _ 69
Bewegungstherapie _____ 69
Wärme- und Kälte-
therapie _____ 70
Massage- und
Reflextherapie _____ 71
Elektrotherapie _____ 72
Manuelle Therapie _____ 73
Ergotherapie _____ 73
Kurorttherapie _____ 74
Naturheilverfahren _____ 76
Vitamine und
Mineralstoffe _____ 76
Enzymtherapie _____ 77
Akupunktur _____ 78
Phytotherapie _____ 78
Homöopathie _____ 79
Kneipp-Therapie _____ 79
Rheumachirurgische
Eingriffe _____ 80

Leben mit Rheuma _____ 82
Selbst aktiv werden _____ 83
Was man selbst tun
kann _____ 83
Richtige Körperhaltung
im Alltag_____ 83
Bewegung ist wichtig ___ 85

Rheumagymnastische
Übungen
(Mia Schmidt) —————— 86
   Aktiv durch dynamisches
   Sitzen —————— 86
   Mehr Bewegung
   für Finger und Hände ——— 89
   Entlastung und
   Bewegung für die
   Wirbelsäule und
   die Schultergelenke ——— 95
   Gelenkschonung für
   die Schultern —————— 100
Psychologische Aufarbeitung
der Krankheit —————— 105

Physische und psychische
Beschwerden – nicht immer
trennbar —————— 105
   Hilfe bei schweren Fällen _ 106
Beruf und rheumatische
Erkrankungen —————— 107
Schuhwerk und Bekleidung _ 108
Gelenkentlastende
Hilfsmittel —————— 110

Anhang —————— 114
Glossar —————— 115
Adressen —————— 119
Weiterführende Literatur __ 123
Register —————— 124

Rheuma – das Grundlagenwissen

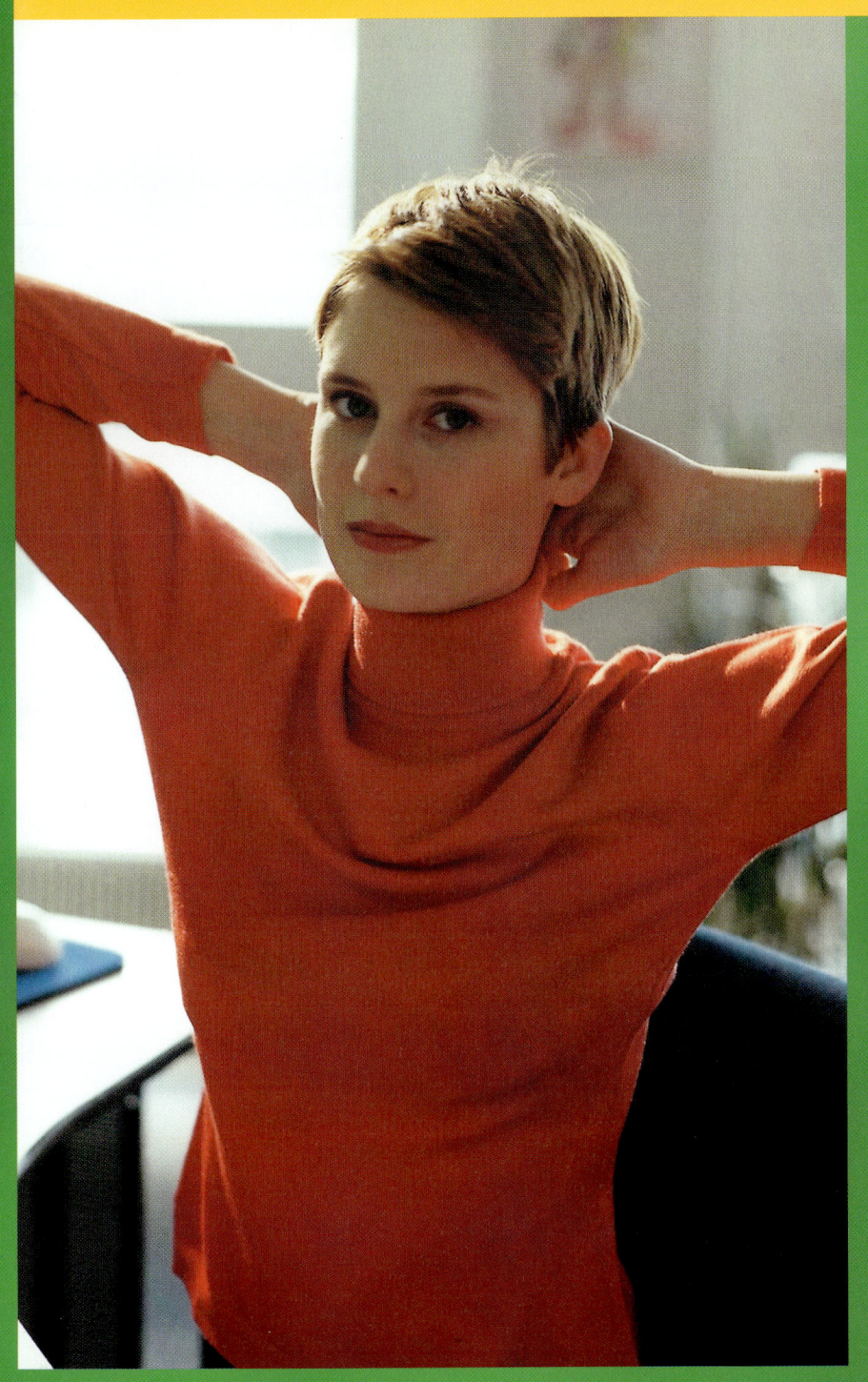

Betroffene Körperstrukturen

Der Begriff stammt aus dem Griechischen: Rheuma bedeutet „Fluss" oder „Strömung" und Rheumatismus heißt entsprechend so viel wie „das Fließen". Nach antiken Vorstellungen waren „fließende" Krankheitsstoffe im Körper die Ursache der Beschwerden. Heute zählt man alle Erkrankungen des Bewegungs- und Stützsystems dazu, die mit Schmerzen und Bewegungseinschränkungen verbunden sein können.

Neben den Knochen und Gelenken gehören die Bänder, Sehnen, Muskeln, Schleimbeutel und das Unterhautfettgewebe zum Bewegungs- und Stützsystem.

Rheuma ist eine Sammelbezeichnung für ganz verschiedene Krankheitsbilder

Da Rheuma eine Sammelbezeichnung für eine ganze Reihe verschiedener Krankheitsbilder mit unterschiedlichen Ursachen, Verläufen und Folgeschäden ist, muss der behandelnde Arzt die Diagnose zunächst näher differenzieren. Durch eine gezielte Erhebung der Krankheitsgeschichte und eine körperliche Untersuchung gelingt bereits in 80% aller Fälle zumindest eine gute Verdachtsdiagnose. Zusätzliche technische Analyseverfahren wie Labor, Röntgen, Ultraschall, Computertomographie und Gewebsuntersuchungen helfen dann weiter, die Erkrankung näher einzugrenzen.

Unser Bewegungs- und Stützsystem ist ein ausgefeiltes System aus Knochen, Gelenken, Muskeln, Bändern, Sehnen, Schleimbeuteln und Unterhautfettgewebe – es ist eines der größten Organsysteme des menschlichen Körpers. Im Zentrum unseres Stützsystems steht die **Wirbelsäule.** Die Wirbelsäule ist ein S-förmiger Stab und für die Stützung unseres Körpers unerlässlich. Man unterscheidet Hals-, Brust- und Lendenwirbel sowie das Kreuz- und Steißbein. Die Region der Lendenwirbel entspricht dem landläufigen Begriff „Kreuz", während die Region der Brustwirbel dem „Rücken" entspricht. Die Wirbelsäule besteht aus 33 Wirbelkörpern, die durch kleine Gelenke miteinander verbunden sind. Zwischen den Wirbelkörpern liegen die Bandscheiben, die als elastische Puffer zwischen den Wirbeln dafür sorgen, dass Drücke und Stöße abgefedert werden. Durch diese zentrale Funktion sind die Bandscheiben im Laufe des Lebens auch besonderen Verschleißerscheinungen ausgesetzt. Die federnde Wirkung lässt nach, das Flüssigkeitsvolumen wird geringer, der Bandscheibenkern kann aus seinem Lager herausrutschen und dann auf entsprechende Nervenwurzeln drücken. So kann es zu plötzlichen Rückenschmerzen wie dem „Hexenschuss" oder auch dem Ischiasschmerz kommen. Andere betroffene Strukturen sind die Wirbelkörper selbst und ihre kleinen gelenkigen Verbindungen, die ebenfalls einem lebenslänglichen Verschleiß unterliegen.

Ein weiterer Teil unseres Bewegungs- und Stützsystems sind die **Knochen,** die durch ihren ständigen Auf- und Abbauprozess (es liegt eine stetige Erneuerung der Knochenmasse vor) auch elastisch und anpassungsfähig sind. Gesunde Knochenstrukturen sind besonderen mechanischen Anforderungen gewachsen. Dagegen ist der im Alter auftretende Knochenmasseverlust (Osteoporose) häufig mit Schmerzen und einer verstärkten spontanen Knochenbrüchigkeit verbunden.

Die Knochen sind untereinander durch **Gelenke** verbunden, um dem Bewegungs- und Stützapparat ein optimales Maß an Beweglichkeit zu geben. Das Gelenk besteht aus den beiden Knochenenden, die mit Gelenkknorpel überzogen sind und millimetergenau ineinander passen (Schlüssel-Schloss-Prinzip). Der Knorpelbelag sorgt für eine gute Druck- und Stoßfestigkeit und garantiert eine reibungslose Bewegung. Beim Menschen wird vom Gelenkkopf und der Gelenkpfanne gesprochen, die von Gelenk zu Gelenk unterschiedliche Formen aufweisen. Die Gelenkkapsel verfestigt das jeweilige Gelenk und bestimmt zusammen mit den ansetzenden Sehnen, den dazugehörigen Muskeln und Bändern, in welche Richtung das Gelenk zu bewegen ist. Die Gelenkschmiere (Synovia) wird von der Gelenkinnenhaut gebildet und dient dem besseren Gleiten der Gelenkflächen. Gerade die Gelenkinnenhaut ist bei rheumatischen Erkrankungen von besonderer Bedeutung, da sich aus der papierdünnen Gelenkauskleidung eine verdickte und wuchernde

Die Gelenkschmiere dient dem besseren Gleiten der Gelenkflächen

Verschleißerscheinungen der Gelenke

Struktur entwickeln kann, die dann zu einer Knorpel- und Knochenzerstörung führt. Bei allen entzündlichen Gelenkerkrankungen nimmt die Gelenkinnenhaut durch ihre Zerstörungspotenz eine zentrale Rolle ein. Viele Therapieansätze zielen deshalb auf die Entzündungseindämmung in der Gelenkinnenhaut beziehungsweise auf die Abtragung dieser wuchernden Struktur, zum Beispiel im Rahmen einer Gelenkspiegelung.

In den Gelenken unterliegen die Knorpel einer natürlichen Abnutzung. Die dann auftretenden Beschwerden weisen auf eine besonders starke Knorpelschädigung hin. Der Knorpelverschleiß spielt sich insbesondere an den gewichtstragenden Knie- und Hüftgelenken ab.

Krankhafte Veränderungen können auch die Bindegewebsanteile erfassen, die als eine Art Gerüststruktur unsere inneren Organe, Muskeln, Sehnen und Bandstrukturen zusammenhalten. Die Ursachen sind meist Entzündungen oder mechanische Mehrbelastungen.

Insbesondere an Knie- und Hüftgelenken kommt es zum Knorpelverschleiß

Die wichtigsten Gelenktypen unseres Bewegungssystems sind Kugel- und Scharniergelenke. Das größte Kugelgelenk ist das Hüftgelenk und das größte Scharniergelenk das Kniegelenk. Die Beanspruchung unserer Gelenke im täglichen Leben ist ganz unterschiedlich und hängt von Körpergewicht, Beruf und sportlichen Neigungen ab. Jede Überbeanspruchung der Gelenke führt in erster Linie zu einer Schädigung des Gelenkknorpels, wobei zunächst die Versorgung mit Nährstoffen eingeschränkt ist. Später verliert er dann seine Stoß- und Druckfähigkeit und es kommt zu Einrissen an der Knorpeloberfläche. In der Folge entwickelt sich eine Art Knorpelabrieb. Die abgelösten kleinen Knorpelbestandteile führen dann im Gelenk zu einem Fremdkörperreiz – es kommt zur Entzündung. Daraus resultieren Schmerzen und eine Schonhaltung des Gelenks, die zu einem Nachlassen der Muskelkraft führen. Als Folge davon können sich Seitendifferenzen in der Muskelausprägung entwickeln.

Hinzu kommen Fehlstellungen in den Gelenken, die als O-Bein, X-Bein oder auch als Wackelgelenk erkennbar sind. Möglicherweise kommt es zu Versteifungen verschiedener Gelenke, sodass im Falle der Hüftgelenke das Gangbild total gestört wird oder durch Funktionseinschränkungen im Schultergelenk die Aktivitäten des täglichen Lebens, wie Körperhygiene und Wäschewechsel, nicht mehr selbständig ausgeführt werden können.

Verschleißerscheinungen der Wirbelsäule

Die Wirbelsäule muss eine größtmögliche Stabilität und auch Beweglichkeit garantieren. Besonders die Lendenwirbelsäule ist einer enormen Belastung ausgesetzt. Dies ergibt sich aus der physiologischen Krümmung. Daneben neigt aber auch die Halswirbelsäule – als der bestbewegliche Wirbelsäulenabschnitt überhaupt – zu verstärkten Verschleißerscheinungen. Sie kennen alle die Situation, bei der es

nach einer Unterkühlung zu einer schmerzhaften Muskelverspannung der Nacken-Schulter-Muskulatur kommt und Sie die sonst gewohnte Beweglichkeit nicht mehr erreichen.

Zwischen den Wirbelkörpern, in den so genannten Zwischenwirbelkörperräumen, liegen die Bandscheiben, die wie ein Pufferkissen funktionieren. Bereits bei einer normalen täglichen Belastung zeigen Ihre Bandscheiben einen Flüssigkeitsabstrom, sodass Sie am Abend 2 cm kleiner sind als am Morgen. Im Laufe des Lebens kann es durch den bleibenden Flüssigkeitsverlust insbesondere der Bandscheiben in der Lendenwirbelsäulenregion zu Verschiebungen kommen. Der Bandscheibenkern tritt dann aus seinem Lager heraus und drückt auf die Nervenwurzeln.

Die Folgen sind der Ischiasschmerz oder der plötzlich auftretende „Hexenschuss". Nicht immer müssen Beanspruchungen im Bereich der Wirbelsäule zu Bandscheibenverschiebungen führen.

Die Bandscheiben wirken wie ein Pufferkissen zwischen den Wirbelkörpern

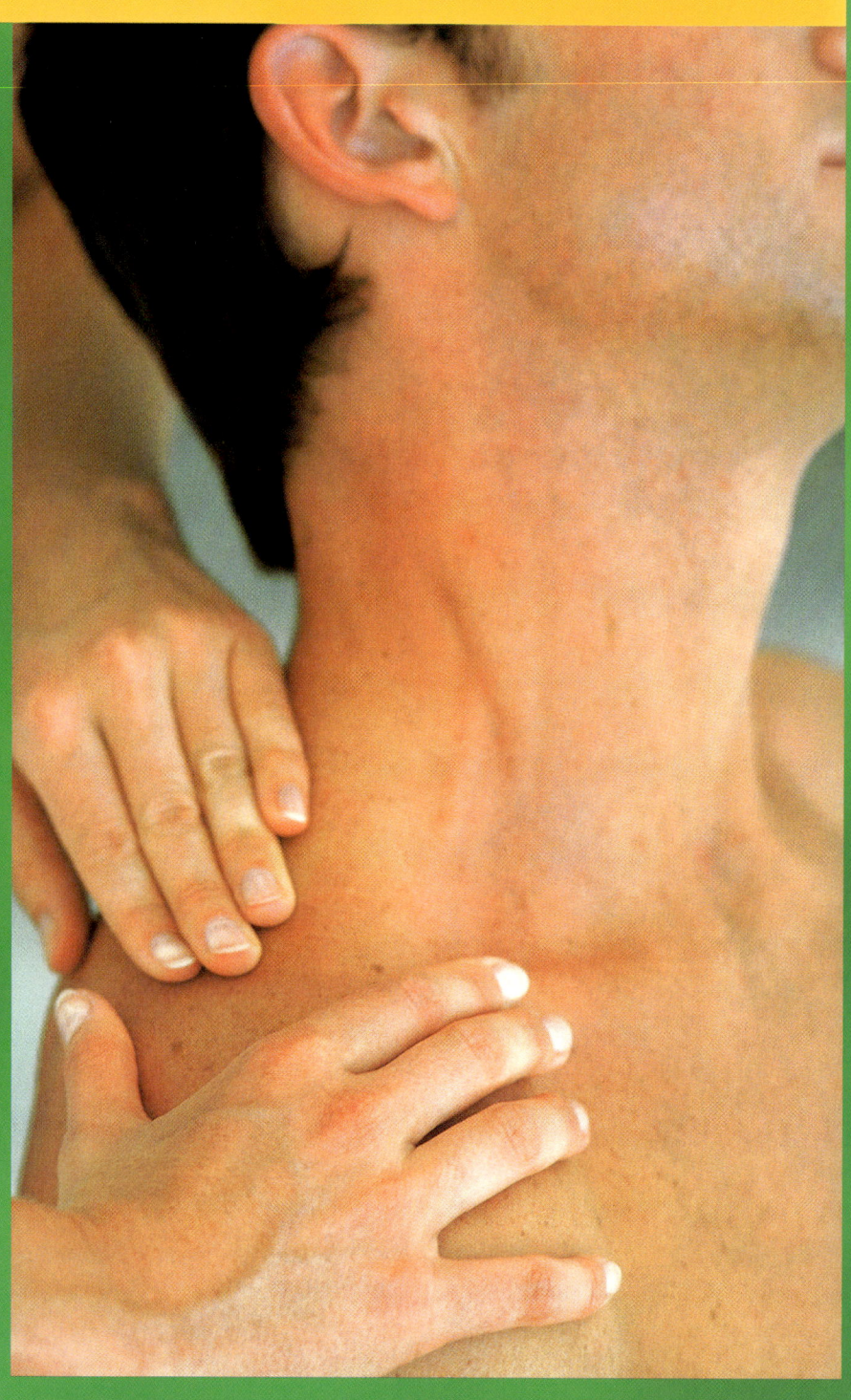

Allgemeine Symptome rheumatischer Erkrankungen

Eine erste Unterscheidung der verschiedenen rheumatischen Erkrankungen kann bereits durch eine genaue Analyse der allgemeinen Symptome erfolgen. Dabei spielen insbesondere der Schmerz, die Schwellung, die Überwärmung, die Funktionseinschränkung, die Muskelverspannungen, die Nervenreizung, Formveränderungen der Gelenke und der Wirbelsäule eine Rolle.

Schmerzen

Der **Schmerz** hat deutlichen Signalcharakter und steht als Symptom bei den rheumatischen Erkrankungen im Allgemeinen ganz vorne. Seine „Qualität" gibt sehr wichtige Hinweise auf die Art der rheumatischen Erkrankung. Tritt ein Schmerz auf, der morgens am stärksten ist und meist bis in die Mittagsstunden hinein reicht und auch dann noch weiter bestehen kann, so liegt oft eine entzündliche rheumatische Erkrankung vor. Diese Art des Schmerzes wird in der Regel von einer erhöhten Steifigkeit in den betroffenen Gelenken begleitet, die dann in den Mittagsstunden abnimmt.

Bei den Abnutzungserkrankungen, insbesondere bei den Knie- und Hüftgelenksarthrosen, zeigt sich ein sogenannter Einlaufschmerz, der sich nach entsprechender Bewegung der Gelenke reduziert. Während der Bewegung nimmt dieser Schmerz wieder zu und zeigt sich nun als Belastungsschmerz. Dieser tritt umso früher auf, je ausgeprägter die Gelenkveränderungen sind. Liegen Veränderungen der Hüft- und Kniegelenke vor, kommt es zu Schmerzen im Becken- und Oberschenkelbereich.

Der Nervenkompressionsschmerz, der durch einen Bandscheibenvorfall im Wirbelsäulenbereich oder durch eine Verengung im Handgelenkstunnel hervorgerufen wird, ist bleibend. Sie kennen diese Situation beim Ischiasschmerz, wo ein andauernder Schmerz infolge der Nervenkompression durch den

Bandscheibenvorfall zu beobachten ist.

Zu nennen ist auch der häufig auftretende witterungsabhängige fließende Schmerz, bei dem verschiedene Muskelgruppen und Sehnenansätze betroffen sind. Er breitet sich von einer Körperregion zur anderen aus und tritt in Verbindung mit Witterungsumschwüngen und/oder emotionalen Einflüssen auf.

Ein typisches Beispiel für einen örtlich begrenzten Sehnenansatzschmerz ist der „Tennisellenbogen". Er entsteht bei Überbeanspruchung durch Drehbewegungen im Unterarm. Vergleichbare, sich allerdings im ganzen Körper ausbreitende Schmerzen treten im Rahmen der so genannten Fibromyalgie (chronische Erkrankung der Muskeln, Sehnen und Sehnenansätze) auf, von der später noch die Rede ist. Schließlich gibt es auch den Schmerz bei der Bechterewschen Erkrankung, wo vor allem in der zweiten Nachthälfte ein erheblicher Rückenschmerz besteht.

Bei der Schmerzbeschreibung ist aber nicht nur auf die Schmerzqualität, sondern auch auf die Schmerzlokalisation, auf schmerzverstärkende Ursachen und natürlich auch auf den Schmerzrhythmus zu achten. Sehr hilfreich für die Beschreibung hat sich die Erstellung eines Schmerzbogens erwiesen. Sie dokumentieren damit, wann der Schmerz einsetzt, wo er auftritt, wie lange er dauert und wie stark er ist. Mit diesen Angaben ist eine gute Verständigung zwischen Ihnen und Ihrem Arzt möglich, und er kann sich viel besser in Ihr Schmerzerleben hineinversetzen.

Gelenkschwellung

Auch die Gelenkschwellung ist ein wichtiges Symptom, zumal sie für die Patienten gut sichtbar sein kann. Die Gelenkschwellung ist entweder das Ergebnis einer Verdickung der Kapsel, einer Flüssigkeitsanreicherung im Gelenk oder auch einer knöchernen Konturveränderung. Jede Kapselschwellung und auch ein Gelenkerguss gehen mit einer Überwärmung des Gelenkes einher. Durch die Überdehnung der Gelenkkapsel und die Reizung der Gelenkrezeptoren (Nervenenden) ist eine Schwellung der Gelenke sehr schmerzhaft. Neben den Gelenken selbst können

Der „Tennisellenbogen" ist ein typisches Beispiel für einen Sehnenansatzschmerz

14

auch die Sehnenscheiden, insbesondere bei einer Polyarthritis, verdickt sein. Dies äußert sich in ähnlichen Symptomen wie bei einem entzündeten Gelenk. Jede Gelenkentzündung ist mit einer **Überwärmung** und **Rötung** verbunden. Auch Abnutzungserkrankungen wie die Arthrose können im besonders aktiven Stadium zu Entzündungserscheinungen führen. Für Betroffene ist es wichtig zu wissen, bei welchen rheumatischen Erkrankungen mit einer **Funktionseinschränkung** zu rechnen ist. Weichteilrheumatische Erkrankungen zeigen als dominierendes Symptom den Schmerz und selten eine Funktionseinschränkung. Dies ist anders bei den entzündlichen Gelenk- und Wirbelsäulenleiden. Hier gilt, dass ein besonders frühes Eingreifen in den Erkrankungsablauf schwerwiegende Funktionseinschränkungen verhindern helfen kann. Tun Sie und Ihr Arzt allerdings wenig, um die Erkrankung aufzuhalten, so ist bei einer Reihe entzündlicher Gelenkleiden mit einer fortschreitenden Zerstörung des Knorpels und der gelenkbildenden Knochen zu rechnen. Immer wiederkehrende Entzündungsschübe führen dann zu Ge-

Symptome rheumatischer Erkrankungen

- Die Hauptsymptome bei Gelenkentzündung sind Schmerz, Schwellung, Rötung, Wärme und Funktionseinschränkung, bei Gelenkverschleiß sind es Einlauf- und Belastungsschmerz sowie Funktionseinschränkung.

- Wirbelsäulenleiden machen sich in erster Linie durch Schmerzen, Muskelverspannungen, Funktionseinschränkungen und Beeinträchtigungen im täglichen Leben bemerkbar.

- Beim Weichteilrheumatismus steht der fließende, temperaturabhängige Schmerz unterschiedlicher Lokalisation und Heftigkeit im Vordergrund. Funktionsbeeinträchtigungen sind meist nicht vorhanden.

- Bei einigen rheumatischen Erkrankungen können auch innere Organe betroffen sein, wie etwa bei den Kollagenosen.

lenklockerungen, Gelenkversteifungen und damit verbundenen
Fehlstellungen.

Formveränderung der Gelenke

Deutliches Symptom einer rheumatischen Erkrankung sind auch
Formveränderungen der Ge-
lenke. Sie sind sowohl bei entzündlichen als auch bei abnut-
zungsbedingten Gelenkleiden zu
beobachten. Sie treten infolge

von Knochenanbau, Gelenk-
lockerungen, Einsteifungen
beziehungsweise Fehlstellungen
auf. Kommt es zu einer Schwellung durch einen Gelenkerguss
(Flüssigkeitsansammlung unterschiedlicher Herkunft), kann
dies zu einer Veränderung der
Gelenkkontur führen.

Verspannungen der Muskulatur

Verspannungen der Muskulatur
können ebenfalls ein deutliches
Zeichen von Erkrankungen im
Bereich der Wirbelsäule und der
Gelenke sein, sofern sie nicht auf
Fehlbelastungen, klimatische
und hormonelle Einflüsse oder
auch auf psychische Faktoren
zurückzuführen sind. Verspannungen findet man im Bereich
der Schulter- und Beckengürtel-
muskulatur häufig infolge von
Überbeanspruchung. Dagegen
verspannt sich die lange Rückenstreckermuskulatur vor allem bei
Haltungsstörungen und Wirbelsäulenerkrankungen (Band-
scheibenschädigungen). In vielen Fällen sind dann auch die
Sehnenverankerungen im Knochen (Sehnenansätze) mitbetroffen.

a) Gelenkkapsel mit Flüssigkeit — Knochen — Gelenkinnenhaut — Knorpel

b) Zysten — Knorpelzerstörung

c) Knorpel- und Knochenzerstörung — Kapselschwellung

Fingergelenk
in drei verschie-
denen Entwick-
lungsstadien
einer Arthritis.
a) gesundes
Gelenk
b) entzündete
Gelenkinnenhaut
und beginnende
Zerstörung des
Knorpels
c) großflächige
Gelenkzerstörung
von Knorpel und
Knochen mit Ge-
lenkfehlstellung

Nervenreizung

Die Nervenreizung ist im Allgemeinen auf eine Kompression (Bandscheibenvorfall), eine Entzündung oder auch auf Arzneimittelnebenwirkungen zurückzuführen. Die Symptome einer Nervenschädigung sind meist andauernde Missempfindungen an der Hautoberfläche bis zu Störungen der Muskelfunktion oder gar der Lähmung, wie es bei einem Bandscheibenvorfall der Fall sein kann. Jede Einengung eines Nervs in einem Knochenkanal muss unverzüglich behandelt werden.

Wichtige Ursachen rheumatischer Erkrankungen

Für die Entstehung rheumatischer Erkrankungen gibt es eine Reihe von Ursachen. Neben Störungen des Immunsystems sind Infekte, Erbanlagen, natürliche Verschleißprozesse durch Übergewicht und besondere Belastungen, Haltungs- und Stoffwechselstörungen, psychische Faktoren und seltener Ernährungseinflüsse zu nennen.

Immunsystem

Dem Immunsystem wird immer wieder eine besondere Rolle bei der Entstehung der rheumatischen Erkrankungen zugewiesen. Dieses System speichert alle Informationen über unsere körpereigenen Strukturen. Darüber hinaus ist es vor allem auch für die Erkennung und Entfernung von Fremdsubstanzen, die in unseren Körper eindringen, verantwortlich. Das Immunsystem wird vor allem durch bestimmte Lymphozyten (weiße Blutkörperchen) und Makrophagen (Fresszellen) gebildet. Diese Zellen stammen von einer Stammzelle ab, die im Knochenmark angesiedelt ist. Solange die Fresszellen zwischen eigenen Gewebeanteilen und Fremdbestandteilen unterscheiden können, ist das Immunsystem intakt. Unter bestimmten Voraussetzungen kann dieses System aber nicht mehr zwischen fremd und eigen unterscheiden und bekämpft mit Killerzellen und Eiweißen körpereigene Strukturen. Das ist vor allem bei den entzündlichen Gelenkerkrankungen und Bindegewebserkrankungen der Fall.

Infektionen

Auch Infektionen mit verschiedenen Krankheitserregern, wie Bakterien, Viren und Pilzen, können direkt zu einer Gelenkentzündung führen. Andererseits können sie durch die Störung des Immunsystems indirekt wirksam werden. Sie sollten deshalb darauf achten, ob ein bis drei Wochen nach einer Durchfallerkrankung, einer Ohren- oder Mandelentzündung oder einer Infektion der harnableitenden Organe eine Gelenkentzündung auftritt. Konsultieren Sie in diesen Fällen immer sofort ihren Arzt. In den letzten Jahren wird darüber hinaus vermehrt über rheumatische Erkrankungen nach Zeckenbissen berichtet. Durch Zeckenbisse können bestimmte Bakterien in den menschlichen Körper gelangen. Insbesondere

Rheumatische Erkrankungen können auch durch Infektionen hervorgerufen werden

Waldarbeiter und auch Wanderer sind gefährdet, die sich nicht mit einer den gesamten Körper bedeckenden Bekleidung schützen.

Vererbung

Immer wieder wird die Frage gestellt, ob man auch eine rheumatische Erkrankung bekommt, wenn Vater oder die Mutter eine solche Erkrankung haben oder hatten. Prinzipiell können Sie beruhigt sein, eine direkte Vererbung solcher Erkrankungen gibt es nicht. Allerdings lässt sich bei einer Reihe von Menschen auf den weißen Blutkörperchen ein genetisches Merkmal feststellen, das bei diesen Personen gehäuft rheumatische Erkrankungen vermuten lässt. Das bedeutet aber nicht, dass sie zwangsläufig diese rheumatische Erkrankungen bekommen müssen. Lediglich die Disposition, die Neigung zu erkranken ist erhöht. So taucht zum Beispiel das Gen HLA-B 27 gehäuft bei Menschen mit einer Bechterewschen Erkrankung auf. Allerdings ist dieses genetische Merkmal auch bei 10% der gesunden Bevölkerung zu finden, ohne dass die Betroffenen krank werden.

Verschleißbedingte Ursachen

Auch verschleißbedingte Ursachen spielen bei der Entstehung rheumatischer Erkrankungen eine Rolle. Neben dem normalen altersbedingten Abnutzungsvorgang, insbesondere an den Knorpel- und Bandscheibenstrukturen, sind auch Übergewicht, schwere körperliche Tätigkeit und Körperfehlhaltungen zu nennen. Eine Mehrbelastung stellt Leistungssport dar, wobei Gewichtheben, Sprungsportarten und bestimmte andere Leichtathletikdisziplinen von Bedeutung sind.

Seelische Einflüsse

Seelische Einflüsse können zu einem nicht unerheblichen Teil zur Entwicklung von rheumatischen Beschwerden und Erkrankungen beitragen. So führen Angstzustände, Zwanghaftigkeit und depressive Verstimmungszustände in vielen Fällen zu einer Schmerzverstärkung, insbesondere im Bereich der Muskel- und Sehnenstrukturen. Bei allen diesen emotionalen Erscheinungen sollten Sie bedenken, dass dies nichts mit „Geisteskrankheit" zu tun hat und dass es wichtig ist, über Konfliktsituationen im Beruf, in der Familie und auch in der Nachbarschaft zu sprechen. Ansprechpartner kann Ihr Arzt sein, aber auch ein Psychologe oder Sozialarbeiter. Entscheidend ist, dass ein Vertrauensverhältnis zu der genannten Person besteht und Konfliktlösungen zu einem Abbau von inneren Spannungen und damit auch von Schmerzen führen.

Haltungsstörungen

Haltungsstörungen kommen ebenfalls als Ursachen infrage. Die Eigenform der Wirbelsäule, die Brustkorb- und Beckenform prägen die Haltungsstruktur. Die Haltungsleistung wird wiederum durch die Muskulatur, den Sehnen- und Bandapparat sowie das zentrale Nervensystem erbracht. Bei der Haltung unterscheidet man zwischen einer Normal- und einer Fehlhaltung. Die Fehlhaltung ist noch aktiv zu verändern. Arbeitsplatzanpassungen und Haltungsschulungen, besonders bei Kindern und Jugendlichen, vermögen in dieser Phase den Übergang zu krankhaften

Haltungsstörungen müssen in jedem Fall behandelt werden

Die Körperhaltung wird auch von der seelischen Verfassung beeinflusst

Fehlformen zu verhindern. Ansonsten bedenken Sie immer, dass Körperhaltungen auch ein Ausdruck des Seelenlebens sein können. Bei Traurigkeit und Verstimmtheit hat man eher eine gebeugte Haltung, während bei Freude und persönlichen Erfolgen oft eine besonders gestraffte Haltung zu beobachten ist. Einmal eingetretene Fehlformen sind nicht mehr korrigierbar und zeigen sich vor allem als fixierte Seitwärtsverbiegung (Skoliose) oder als Brustwirbelsäulenkrümmung (Kyphose). Erhebliche Rückenschmerzen können die Folge sein.

Stoffwechselstörungen

Als wichtigste Stoffwechselstörung ist die Gicht zu nennen, die mit einer ungesunden Ernährung zusammenhängen kann. Der Harnsäurespiegel überschreitet bestimmte Blutgrenzwerte und führt dann zur Ablagerung im Gelenkknorpel und in den Nieren. Die Ablagerung von Harnsäure im Gelenk bewirkt einen Fremdkörperreiz, der zu massiven Entzündungen führen kann. Bitte bedenken Sie, dass besonders übergewichtige Män-

ner nach üppigen Mahlzeiten mit Alkoholgenuss solche Gichtanfälle bekommen können. Bleibt der Harnsäurespiegel erhöht, muss mit einer chronischen Gicht gerechnet werden, die auch zu bleibenden Gelenk- und Nierenschäden führen kann.

Ernährung

Der direkte Einfluss der Ernährung auf das Krankheitsgeschehen lässt sich im Wesentlichen nur für die Gicht und die Osteoporose sichern. Indirekt führt ein erhöhtes Körpergewicht zu einer besonderen Beanspruchung der Knie- und Hüftgelenke und damit zu einer raschen Abnutzung. Die Folge ist eine Arthrose, vor allem der Hüft- und Kniegelenke.

Andererseits ist auch ein positiver Effekt der Ernährung zu sehen, wenn sie richtig zusammengesetzt ist, ausreichend Eiweiße, Vitamine, Mineralien und Spurenelemente beinhaltet sowie eine ausgewogene Kalorienbilanz aufweist. Dies ist insbesondere bei älteren Menschen und Patienten mit chronischen rheumatischen Erkrankungen von Bedeutung.

Rheumatische Erkrankungsformen

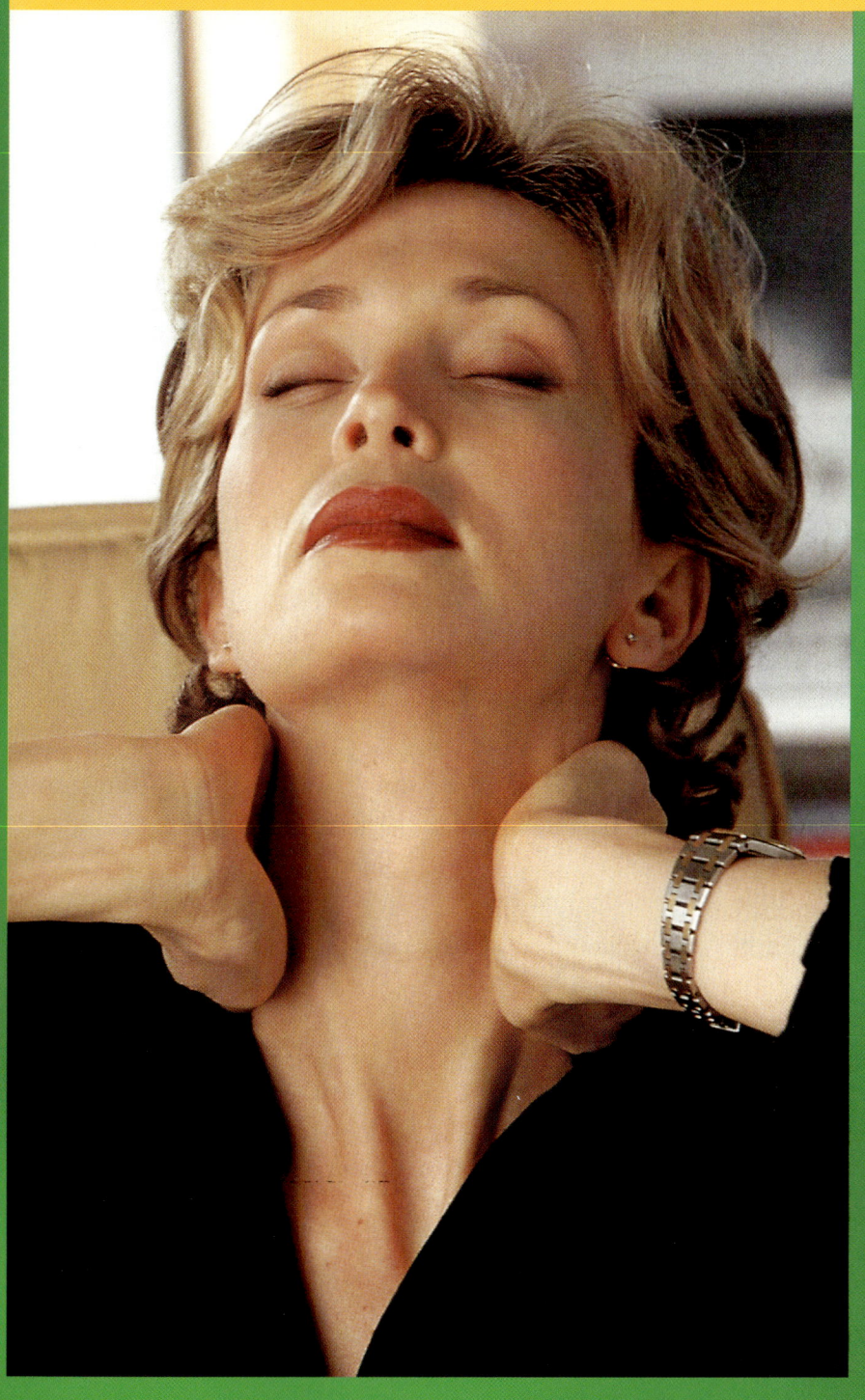

Entzündliche Gelenkleiden

Die häufigsten Erkrankungen dieser Gruppe sind die chronische Polyarthritis oder auch rheumatoide Arthritis genannt, die juvenile chronische Arthritis, die Arthritis bei Schuppenflechte, die reaktiven Arthritiden, die Bechterewsche Krankheit und die Gicht. Hinzu kommen die so genannten entzündlichen Bindegewebserkrankungen, die sowohl Gelenkentzündungen als auch Veränderungen innerer Organe, der Haut und der Muskeln beinhalten. Traditionell wird diese letzte Krankheitsgruppe den entzündlichen Gelenkleiden zugeordnet.

Bei all diesen Erkrankungen können Sie als Betroffener die Entzündungssymptome bei sich selbst als Schmerz, Schwellung, Überwärmung und schmerzhafte Bewegungseinschränkung beobachten. Der Schmerz ist typischerweise frühmorgens stärker und mit einer deutlichen Gelenksteifigkeit verbunden. Er bessert sich dann in den Mittags- und Nachmittagsstunden. Die Entzündung der Gelenkinnenhaut ist für die auftretende

Typische Entzündungssymptome sind Schmerz, Schwellung, Überwärmung und Funktionseinschränkung

Schwellung und Überwärmung des Gelenkes verantwortlich. Entzündungen können im Prinzip alle Gelenke – beginnend von den Fingergelenken über die Hand-, Ellenbogen-, Schulter-, Hüft-, Knie-, Sprung- und Zehengelenke – treffen. Veränderungen der Kiefergelenke machen sich durch Schmerzen und Bewegungseinschränkungen beim Öffnen des Mundes bemerkbar. Auch die Gelenke der Halswirbelsäule können von einer Entzündung betroffen sein, dabei kommt es in der Regel zu einer schmerzhaften Einschränkung der Drehbewegung.

Diagnose und Therapie

Die Diagnose eines entzündlichen Gelenkleidens ergibt sich zumeist aus

■ der genauen Krankheitsgeschichte,

■ der ärztlichen Untersuchung auf Funktion und Beschaffenheit der Gelenke, der Wirbelsäule, der Muskeln, der Sehnen und Bänder sowie der Prüfung der Reflexe,

- der Röntgenuntersuchung,
- Laborbefunden (Blutsenkung, Blutbild, Rheumafaktoren usw.) außerdem aus
- der Ultraschalluntersuchung, der Computertomographie und gegebenenfalls auch der Gelenkspiegelung.

Bei der Behandlung aller entzündlichen Gelenkleiden hat sich gezeigt, dass Einzelmaßnahmen hier nicht ausreichen. Nur eine sinnvolle Kombination der verschiedenen Maßnahmen verspricht einen ausreichenden Therapieerfolg. Folgende Therapieformen sind möglich:

- Die Verordnung von Medikamenten: kortisonfreie Schmerzmedikamente (nichtsteroidale Antirheumatika), Kortisonpräparate, langsamwirkende Antirheumatika oder Basismedikamente (Gold, Methotrexat etc). Vitamine, Enzym- und Pflanzenpräparate als wichtige Ergänzung der medikamentösen Therapie.
- Physikalische Anwendungen: Bei akuten Entzündungen ist der Einsatz der Kältetherapie bedeutsam, die Sie auch zu Hause in Form von Kältepackungen anwenden können. Eine vorsichtige Krankengymnastik ist auch in dieser Phase notwendig, die

dann nach Rückgang der akuten Entzündung intensiviert werden muss. Ergänzt werden können die krankengymnastischen Übungen durch Bäder, Elektrotherapie und verschiedene Entspannungsmaßnahmen.

- Funktionstherapie der Hände (Ergotherapie).
- Operative Maßnahmen: Wenn die Schwellung sich nicht zurückbildet, sollte zu den bereits erwähnten Maßnahmen immer auch eine örtlich-gelenkbezogene Therapie eingesetzt werden, zu der auch die frühzeitige Entfernung der entzündeten Gelenkinnenhaut gehört. Ist das Gelenk bereits stark zerstört, können auch künstliche Gelenke notwendig werden. Die Angst vor operativen Therapiemaßnahmen ist meistens unbegründet, zumal sie, in der Frühphase eingesetzt, die Zerstörung der Gelenke aufhalten können und in der Spätphase der Erkrankung die Lebensqualität durch eine verbesserte Gelenkfunktion und allgemeine Schmerzreduzierung erheblich verbessern können.
- Psychosoziale Betreuung trägt zur besseren Verarbeitung der sich aus der Krankheit ergebenden persönlichen und familiären Probleme bei und ist besonders

Bei der Behandlung entzündlicher Gelenkleiden werden verschiedene Maßnahmen kombiniert

wichtig. Hilfreich sind zum Beispiel Beratungsangebote bei beruflichen Problemen oder die Integration in Selbsthilfegruppen der Deutschen Rheuma-Liga.

Chronische Polyarthritis

Diese Erkrankung ist die häufigste der entzündlichen Gelenkleiden. „Poly-" bedeutet, dass es sich um die gleichzeitige Entzündung mehrerer Gelenke handelt. Neben den Gelenken können auch die Sehnenscheiden und Schleimbeutel sowie die Halswirbelsäule und verschiedene innere Organe von der Entzündung erfasst werden. Sind die Hände betroffen, kann es zu verschiedenen Funktionsstörungen und Fehlstellungen der Finger- und Handgelenke kommen. Bei Entzündung der Zehen- und Sprunggelenke treten teilweise erhebliche Schmerzen beim Auftreten und Abrollen der Füße auf. Die Entzündung der großen Gelenke im Bereich der Beine kann zur Beeinträchtigung der Fortbewegung führen, eine Erkrankung der Ellenbogen-/Schultergelenke und Hände schränkt die Selbstversorgung ein. Eine Einengung der Nervenbahnen

Häufig betroffene Gelenke bei chronischer Polyarthritis

infolge einer Entzündung im Handgelenksbereich kann im Handgelenkstunnel durch Kompression zu Missempfindungen

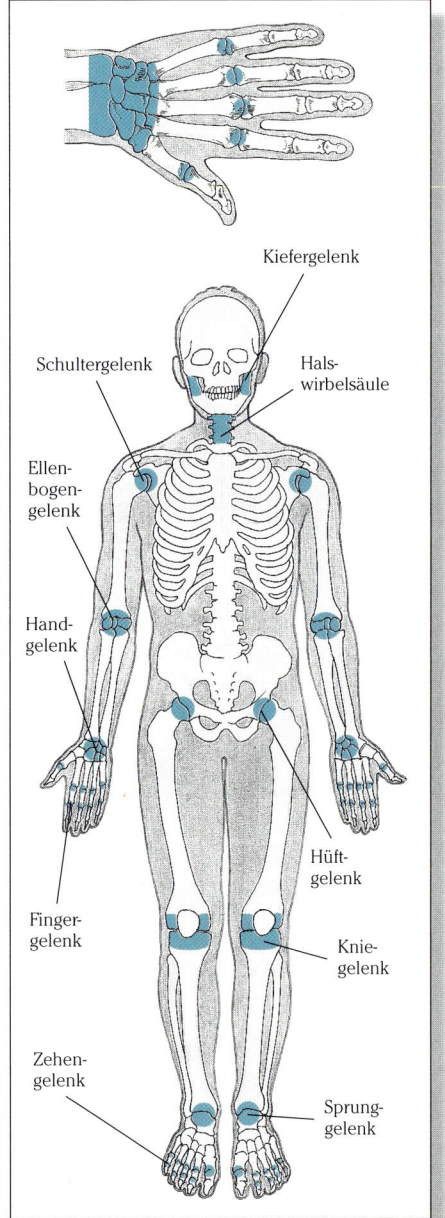

Kiefergelenk

Schultergelenk

Hals-wirbelsäule

Ellen-bogen-gelenk

Hand-gelenk

Hüft-gelenk

Finger-gelenk

Knie-gelenk

Zehen-gelenk

Sprung-gelenk

des Daumens, des Zeige- und Mittelfingers führen.

Für die Diagnose der chronischen Polyarthritis ist neben der sorgfältigen klinischen Untersuchung auch die Röntgenuntersuchung von Bedeutung. Dies vor allem dann, wenn eine Operation in Erwägung gezogen wird. Die Laboruntersuchungen haben im Allgemeinen nur eine Begleitaufgabe. Der Rheumafaktorennachweis hat teilweise eine diagnostische Bedeutung insbesondere bei hohen Titer. Die Blutsenkungsreaktion kann die Krankheitsaktivität beschreiben helfen und die Wirksamkeit der verschiedenen Therapiemaßnahmen belegen.

Auf die verschiedenen medikamentösen Therapiemaßnahmen wurde bereits verwiesen.

prägter. Die Betroffenen klagen über deutlichen Leistungsabfall, Muskelschwäche und Gewichtsverlust. Es entwickelt sich ein rascher Muskelabbau der Oberarm- und Oberschenkelmuskulatur. Die morgendliche Steifigkeit hält häufig bis in die Nachmittagsstunden an. Die Folge der Dauerschmerzen sind seelische Verstimmungen und eine oft anhaltende Depression.

Die altersrheumatischen Erkrankungen treten in unterschiedlichen Verlaufsformen auf. Neben der chronischen Polyarthritis gibt es auch Erkrankungsformen, die sich insbesondere im Bereich der Muskulatur abspielen. Diese auch als Polymyalgia rheumatica bezeichnete entzündliche Muskelerkrankung kann mit Kortisonpräparaten sehr gut behandelt werden.

Altersrheumatische Erkrankungen treten in verschiedenen Verlaufsformen auf

Entzündliche Gelenkleiden nach dem 60. Lebensjahr

Sie machen mehr als 20% aller Entzündungen in diesem Alter aus. Sie verlaufen häufig besonders akut und betreffen sowohl die kleinen aber häufiger die großen Gelenke. Auch die Allgemeinsymptome sind ausge-

Entzündliche Gelenkleiden bei Kindern

Der sogenannte Streptokokkenrheumatismus war in den Nachkriegsjahren relativ weit verbreitet und hatte eine besondere Bedeutung, da er die persönliche und soziale Entwicklung von Kindern und Jugendlichen

Rheumatische Erkrankungen im Kindes- und Jugendalter können zu Wachstumsstörungen und Fehlhaltungen führen

nachhaltig beeinflusst hat. Diese Erkrankung, auch als rheumatisches Fieber bekannt, betraf im Wesentlichen die großen Gelenke, das Herz, die Nieren, die Haut und das zentrale Nervensystem. Heute ist diese Erkrankung extrem selten geworden und man hat eigentlich nur noch mit den Spätfolgen der entzündlichen Herzklappenveränderungen in Form von verschiedenen Klappenfehlern bei älteren Menschen zu tun.

Im Kindes- und Jugendalter häufiger zu finden ist die so genannte juvenile chronische Arthritis, bei der wir verschiedene Verlaufsformen unterscheiden können. Das Hauptproblem dieser Erkrankung ist der Einfluss der Entzündung auf ein wachsendes Skelettsystem, was teilweise zu deutlichen Wachstumsstörungen und bleibenden Fehlstellungen führt. Unter den fünf wichtigen Untergruppen der juvenilen chronischen Arthritis ist die so genannte systemische Form besonders problematisch. Sie verläuft meist sehr aggressiv mit hohen Fiebergipfeln, Hautausschlag, Milz- und Lebervergrößerung sowie nachweisbaren Lymphknotenschwellungen. Entzündungen des Herzens und

der Niere können hinzukommen. Die Gelenkbeteiligung steht hier etwas weniger im Vordergrund als bei den anderen Formen der juvenilen Arthritis. Letztere können Ähnlichkeit mit der chronischen Polyarthritis des Erwachsenenalters zeigen, wenn mehrere Gelenke von der Entzündung betroffen sind. Andere Erkrankungsformen wiederum, insbesondere bei älteren Kindern und Jugendlichen, zeigen Ähnlichkeiten mit der Bechterewschen Erkrankung des Erwachsenenalters.

Die Behandlung der entzündlichen Gelenkleiden bei Kindern und Jugendlichen ist ebenfalls komplextherapeutisch ausgerichtet, das heißt, es müssen mehrere Medikamente und Heilverfahren gleichzeitig angewandt werden. Sie sollten deshalb immer einen Spezialisten aufsuchen, der mit Ihnen und Ihrem Kind die entsprechenden Therapieprogramme zusammenstellt. Leider sind Kortikoide und auch Immunsuppressiva sowie Goldpräparate trotz der Nebenwirkungen nicht zu umgehen. Hinzu kommen alle anderen eingangs erwähnten Therapiemaßnahmen, bei denen die Krankengymnastik im Vordergrund steht. Das wachsende Skelettsystem bedarf unter gezielter Anleitung einer besonderen Kräftigung der Muskulatur. Trotz der Erkrankung sollte der Schulunterricht und die berufliche Entwicklung nicht vernachlässigt werden, da sie für die persönliche Entwicklung der Kinder und Jugendlichen besonders wichtig sind.

Eltern, Kinder und junge Rheumatiker finden in den Elternkreisen und den Gruppen der „Young Rheumis" der Deutschen Rheuma-Liga Anregungen und Unterstützung. Hier gibt es Wochenendseminare für Familien, kostenlose Informationsmaterialien und speziell für junge Leute das „Rheumafoon" – einen kostenlosen Telefonservice. Auskunft gibt die Deutsche Rheuma-Liga (siehe Adressverzeichnis).

Chronische Arthritis bei Schuppenflechte

Sie ist eine Sonderform der chronischen Gelenkerkrankungen. Leitsymptom dieser Erkrankung ist die Schuppenflechte, die den Gelenkveränderungen um Jahre vorauseilen kann. Im Vordergrund der Entzündung stehen die Finger- und Zehengelenke, seltener sind die großen Gelenke von der Erkrankung betroffen. Schwierigkeiten in der Abgrenzung dieser Erkrankung von der Bechterewschen Krankheit können bestehen, wenn gleichzeitig auch die Wirbelsäule befallen ist. Dann zeigen sich die typischen morgendlichen Kreuzschmerzen.

Meist sind die Patienten mit einer chronischen Arthritis bei Schuppenflechte im Allgemeinbefinden weniger stark eingeschränkt als die Patienten mit einer chronischen Polyarthritis. Morgensteifigkeit und Sehnenentzündungen sind geringer. Es bestehen auch oft längere Phasen der Symptomfreiheit. Die Rheumaknoten fehlen bei dieser Erkrankung.

Neben der Schuppenflechte, die unterschiedliche Ausmaße haben kann, sind auch typische Nagelveränderungen zu beachten.

Eine chronische Arthritis bei Schuppenflechte (Psoriasisarthritis) lässt sich nur schwer von anderen rheumatischen Erkrankungen abgrenzen

Reaktive Arthritiden

Damit sind Gelenkentzündungen gemeint, bei denen bakterielle Infektionen im Bereich der Harnröhre, des Darmes, des Rachens und der Haut als Auslöser eine Rolle spielen können. Bedeutsam ist bei dieser Erkrankung, dass die Infektionserreger sich nicht im Gelenk selbst befinden, sondern von einem gelenkfernen Ort die Auslösung der Entzündung bewirken und sie auch unterhalten. Es gibt bei dieser Gelenkentzündung auch eine zeitliche Abhängigkeit von der ursprünglichen Infektion. So findet man derartige Gelenkentzündungen im Allgemeinen ein bis drei Wochen nach einer Durchfallserkrankung, einer Harnröhrenentzündung oder einer Gebärmutterentzündung. Sehr selten geworden ist dagegen der durch eine Racheninfektion ausgelöste Streptokokkenrheumatismus (Rheumatisches Fieber). Für die Gruppe der reaktiven Arthritiden gilt, dass jüngere Menschen betroffen sind und die Gelenkentzündungen meist springend verlaufen. Springend bedeutet in diesem Zusammenhang, dass zunächst beispielsweise ein Sprung- oder Kniegelenk betroffen ist und dann im Verlauf der Erkrankung ein weiteres Gelenk hinzukommt, während das erstbetroffene Gelenk wieder abschwillt.

In vielen Fällen kann durch eine Erregerbestimmung im Bereich der Harnröhre, im Stuhl oder im

Reaktive Arthritiden entwickeln sich in zeitlicher Abhängigkeit von der ursprünglichen Infektion

Rachen die Erkrankungsursache ermittelt werden. Zur weiteren Klärung tragen verschiedene Blutuntersuchungen bei, die die Antikörper gegen die vermuteten Bakterien bestimmen.

Die Behandlung der Gelenkentzündung erfolgt durch kortisonfreie Schmerzmedikamente und Antibiotika. Auch Gelenkspritzen überbrücken die akute Phase der Entzündung. Allgemeine Maßnahmen wie Kältetherapie werden ergänzend eingesetzt.

Lymearthritis

Diese seit einiger Zeit immer wieder genannte Arthritisart ist nach der amerikanischen Stadt Lyme benannt. Bei dieser Form kann durch einen Zeckenbiss eine bestimmte Bakterienart (Borrelien) in den menschlichen Körper gelangen. Die Borrelien werden überwiegend durch den Holzbock (Zeckenart), aber auch durch andere Insekten (Mücken) übertragen. Am Insektenstichort findet man eine Hautrötung, die sich dann ausbreiten kann und nach einigen Tagen wieder verschwindet. Die Erkrankung beginnt im Allgemeinen mit Kopfschmerzen, Fieber und

Abgeschlagenheit. Das Befinden bessert sich zwischendurch; allerdings kann sich nach einem unterschiedlichen Zeitintervall auch eine Hirnhaut-, Herzmuskel- oder Gelenkentzündung entwickeln. Durch eine Reihe allgemeiner Vorsichtsmaßnahmen bei Spaziergängen im Wald beziehungsweise auch bei Waldarbeitern lässt sich die Infektionsgefährdung vermindern. Dazu gehören in erster Linie lange Hosen und Hemden in der Insektenflugzeit, um die Arme und Beine zu schützen.

Gegen die Borrelieninfektion sind Antibiotika sehr wirksam, insbesondere wenn sie sofort in der Frühphase der Erkrankung eingesetzt werden.

Bechterewsche Erkrankung

Die Bezeichnung dieser Krankheit geht auf den russischen Arzt Bechterew zurück. Sie ist die bedeutendste entzündliche Erkrankung im Bereich der Wirbelsäule. Vorrangig sind Männer betroffen, wobei das Haupterkrankungsalter zwischen dem 20. und 35. Lebensjahr liegt. Bei den Frauen verläuft die Erkrankung weniger intensiv als bei Männern. Deshalb wird sie im Allgemeinen auch später erkannt.

Die Haupterkrankungsorte sind die Kreuzbein-Darmbein-Gelenke, der äußere Teil der Bandscheiben sowie der Bandapparat der Wirbelsäule.

Wichtige Frühsymptome sind tiefsitzende Rückenschmerzen, insbesondere in der zweiten Nachthälfte. Sie zwingen die Patienten, ihre Nachtruhe zu unterbrechen, da sich nach Bewegungen eine Besserung ergibt. Weitere Symptome sind Schmerzen im Bereich der Ferse oder auch flüchtige Regenbogenhautentzündungen. Im Verlauf der Krankheit kommt es zu einer zunehmenden Einsteifung der Wirbelsäule. Jede Funktionsruhe der Wirbelsäule führt zur Zunahme der fortschreitenden Bewegungseinschränkung, zunächst der Lendenwirbelsäule, dann der Brust- und schließlich auch der Halswirbelsäule. Die Beweglichkeitseinschränkung ist vor allem auf die Verknöcherung der Bandscheibenanteile und Bänder zurückzuführen; man kann sie insbesondere an einer verminderten Drehbewegung der Wirbelsäule und auch an dem sich ver-

Tiefsitzende Rückenschmerzen, insbesondere in der zweiten Nachthälfte, können ein erster Hinweis auf eine Bechterewsche Erkrankung sein

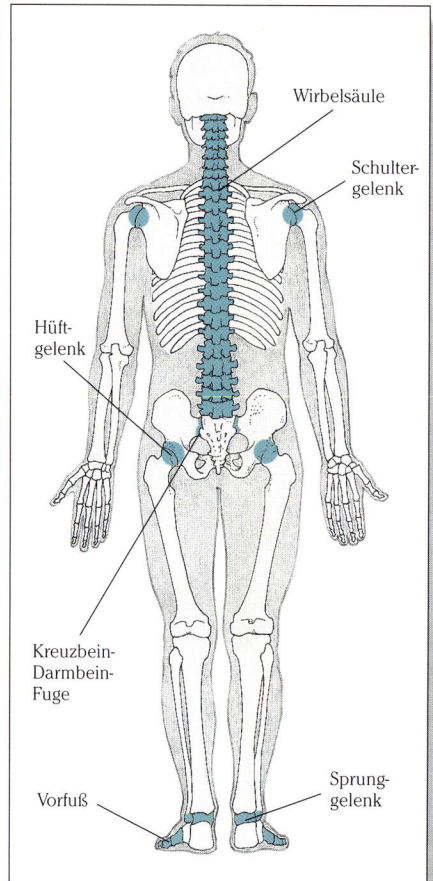

Wirbelsäule

Schulter-
gelenk

Hüft-
gelenk

Kreuzbein-
Darmbein-
Fuge

Vorfuß

Sprung-
gelenk

**Häufig erkrankte
Gelenke bei Mor-
bus Bechterew**

sowie die Computertomographie. Letztere lässt besonders
frühzeitig die Veränderungen an
den Darmbein-Kreuzbeingelen-
ken erkennen. Eine wichtige
zusätzliche Untersuchung ist
die Bestimmung des HLA-B 27.
Dieses genetische Merkmal hat
eine krankheitsfördernde Wirkung auf die Bechterewsche
Erkrankung.

Als Patient können Sie sehr viel
selbst tun, indem Sie die Krankengymnastik regelmäßig und
intensiv durchführen. Sie steht
vor allen medikamentösen The-
rapieansätzen. Unterstützende
Maßnahmen sind Thermal- und
Moorbäder. Die Vorwärmung vor
jeder aktiven Bewegungstherapie
verringert die Schmerzen, erhöht
den Bewegungsradius und erleichtert das Training der Wirbelsäule, Gelenke und Muskeln.
Schmerzbeeinflussende Medikamente auf kortisonfreier Basis
sind bei stärkeren Schmerzen
nicht zu umgehen, der Arzt muss
bei den Präparaten jedoch auf
geringe Nebenwirkungen achten. Ergänzend sind Enzym- und
Vitaminpräparate anwendbar.

größernden Finger-Boden-Abstand beim Bücken erkennen.
Die zunehmende Einsteifung der
Halswirbelsäule schränkt auch
die Drehbewegung des Kopfes
ein. Dies kann beispielsweise
beim Autofahren zu Problemen
führen.
Entscheidend für die Diagnosestellung der Erkrankung sind die
klinischen Untersuchungsbe-
funde, die Röntgenaufnahmen

Gicht

Bei der Gicht handelt es sich um eine seit Jahrhunderten bekannte Erkrankung, die durch eine Störung im Purinstoffwechsel (Purine = organische Verbindungen in den Erbanlagen jeder Zelle) hervorgerufen wird. Infolge dieser Störung kommt es zu einer Ansammlung von Harnsäure (Hauptabbauprodukt der Purine) im Blut. Steigt die Konzentration der Harnsäure im Blut über eine gewisse Grenze, bilden sich Harnsäurekristalle, die sich insbesondere in Gelenken ablagern und zu Beschwerden führen. Als Auslöser spielen neben einer kalorienreichen Ernährung auch Funktionsstörungen der Niere eine Rolle, bei der die Ausscheidung der Harnsäure mit dem Urin vermindert ist. Mahlzeiten mit viel tierischem Fett und übermäßiger Alkoholgenuss führen zu Gichtanfällen, die vor allem Großzehengrund-, Sprung-, Knie-, Hand- und Fingergelenke betreffen. Innerhalb kürzester Zeit können plötzliche Schmerzen, Schwellungen und Funktionseinschränkungen der betroffenen Gelenke auftreten. Die Entzündung ist teilweise so ausgeprägt,

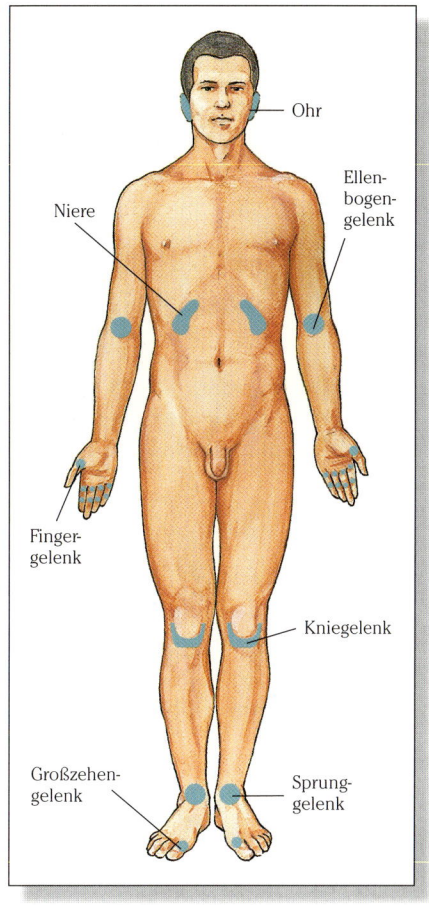

Ohr

Ellenbogengelenk

Niere

Fingergelenk

Kniegelenk

Großzehengelenk

Sprunggelenk

Typischer Organ- und Gelenkbefall bei einem Gichtkranken

dass bereits die geringste Berührung zur Schmerzverstärkung führt. Das typische Leitgelenk für den Gichtanfall ist das Großzehengrundgelenk.
Insbesondere Männer mit deutlichem Übergewicht sind von der Erkrankung betroffen.
Die Diagnose der Gicht ist meist nicht schwierig.
Wichtig ist die Bestimmung des Harnsäurespiegels im Blut, die

nach Möglichkeit zwei- bis dreimal an verschiedenen Tagen erfolgen soll, um auch verwertbare Harnsäurewerte zu erhalten.

Da als Ursache für einen Gichtanfall auch eine Störung der Harnsäureausscheidung über die Nieren in Frage kommt, ist eine Nierenfunktionsprüfung in jedem Fall notwendig. Röntgenaufnahmen sind nur bei der chronischen Gicht von diagnostischer Bedeutung. In diesen Fällen sind dann auch Knochendefekte durch die Harnsäureablagerung im Gelenk nachweisbar.

Im Vordergrund der Gichtbehandlung steht eine gesunde Ernährung und eine Reduktion des Körpergewichts.

Die Ernährung muss möglichst purinarm gehalten werden. Purine sind in Fleisch, Fleischprodukten und Innereien enthalten – diese Nahrungsmittel müssen reduziert beziehungsweise gemieden werden. Ebenso wichtig ist die Kalorienreduktion und die Einschränkung des Alkoholkonsums.

Verschiedene Medikamente, die den Harnsäurespiegel senken sollen, finden zusätzlich ihren Einsatz.

Die Reduktion des Körpergewichts und eine gesunde Ernährung sind wichtigste Säulen der Gichtbehandlung

Entzündliche Bindegewebserkrankungen

Sie sind im großen Kreis der entzündlichen rheumatischen Erkrankungen wenig bekannt. Es handelt sich dabei oft um sehr schwerwiegende Erkrankungen mit chronischem Verlauf. Betroffen ist vor allem das Bindegewebe, das in unserem Körper die Zellen und Blutgefäße der verschiedenen Organe stützt. Die Entzündung des Bindegewebes wird durch eine Störung des Immunsystems ausgelöst – verschiedene Abwehrzellen richten sich gegen das körpereigene Gewebe. Man spricht deshalb bei den entzündlichen Bindegewebserkrankungen auch von Autoimmunerkrankungen (gegen den eigenen Körper gerichtet). Zu dieser Gruppe der entzündlichen Bindegewebserkrankungen oder auch Kollagenosen zählen zum Beispiel der Lupus erythematodes, die progressive systemische Sklerose (Sklerodermie), die Dermatomyositis und andere.

Lupus erythematodes
Typische Frühsymptome dieser Krankheit sind Müdigkeit, Nachlassen der Leistungsfähigkeit,

zeitweilig auch Fieber, Symptome der Haut, der Nieren, des Blutes, der Lunge, des Herzens und auch des zentralen Nervensystems. Häufig fällt die Erkrankung durch die typische schmetterlingsförmige Hautrötung im Gesicht und die Rötung an lichtexponierten Hautstellen auf.

Auch ein teilweiser Verlust des Kopfhaares ist zu beobachten. Gelenkschmerzen und Gelenkentzündungen der kleinen Gelenke können ebenfalls auftreten.

In vielen Fällen sind auch innere Organe von der Erkrankung mitbetroffen wie etwa die Nieren, das Herz oder die Lunge.

Eine schwere Nierenentzündung kann zu Störungen der Entgiftungsleistung wie auch zu Veränderungen im Wasser- und Mineralhaushalt führen.

Eine Entzündung der Herzinnenhaut und des Herzmuskels hat eine Verminderung der Herzleistung zur Folge.

Bei einer Beteiligung der Lunge kommt es unter Umständen zu einer Entzündung des Rippenfells oder des Lungengerüsts. Zentrales Symptom ist dann die Atemnot.

Sklerodermie

Ein dem Lupus verwandtes Krankheitsbild ist die Sklerodermie. Diese Erkrankung ist durch ausgeprägte Haut- und Schleimhautveränderungen charakterisiert, die insbesondere an den Fingern, an den Zehen, am Mund und an der Nase beginnen. Die Durchblutungsstörungen an den Fingerenden, begleitet von Handschwellungen, sind besonders schmerzhaft. Die Schrumpfung des Unterhautfettgewebes kann Beugefehlhaltungen der Finger- und Handgelenke verursachen. Ähnliche Veränderungen durch die Hautschrumpfung ergeben sich auch im Bereich des Gesichts, was zur Einschränkung der Mimik führen kann.

Die Miterkrankung der inneren Organe spielt sich vor allem im Bereich der Lunge und am Magen-Darm-Kanal ab. Die entzündlichen Lungenveränderungen führen zwangsläufig zu einer Verminderung des Sauerstoffgehaltes im Blut, sodass eine belastungsabhängige Atemnot auftritt. Ist der Magen-Darm-Kanal von der Erkrankung betroffen, kann es zu Schluckstörungen oder bei stärkerer Ausprägung zu deutlichen Verdauungsstörungen kommen.

Von der Sklerodermie sind oft auch innere Organe betroffen

Diagnose und Behandlung entzündlicher Bindegewebserkrankungen

Die diagnostischen Möglichkeiten für die verschiedenen Bindegewebserkrankungen haben sich in den letzten Jahren deutlich verbessert. Zahlreiche Antikörperbestimmungen erlauben relativ frühzeitig Aussagen über die Prognose der Erkrankung. Hinzu kommen die bildgebenden Verfahren in Form der Ultraschalluntersuchung, der Computertomographie und Kernspintomographie. Hiermit lassen sich strukturelle Veränderungen an den beteiligten Organen relativ gut erkennen. Funktionsprüfungen der betroffenen Organe helfen, das Schädigungsausmaß einzuschätzen. Aus den verschiedenen Untersuchungsergebnissen folgt dann die Entscheidung über die Intensität der Behandlung.

Die Therapie ist in erster Linie medikamentös, wobei eine hoch dosierte Kortisontherapie oft nicht zu umgehen ist. Kortikoidsparend wirken zusätzliche Gaben von Immunsuppressiva, das sind Medikamente zur Unterdrückung der Immunreaktionen. Insbesondere das Cyclophosphamid hat bei Lupus erythematodes durch seine stoßweise Anwendung zu erheblichen Verbesserungen des Krankheitsverlaufes geführt. Auch eine Art Blutwäsche wird seit Jahren beim Lupus erythematodes eingesetzt, wobei die Ergebnisse nicht immer befriedigend sind. Wichtige allgemeine Maßnahmen sind der Schutz vor Sonnenlicht und die Verhütung zu starker körperlicher Belastungen. Sonnencremes mit hohen Lichtschutzfaktoren sind dringend zu empfehlen.

Eine Schwangerschaft oder die Einnahme östrogenhaltiger Pillen zur Schwangerschaftsverhütung können den Krankheitsverlauf eines Lupus erythematodes verschlechtern. Zu beachten ist auch, dass Patienten mit Kollagenoseerkrankungen aufgrund der Störungen ihres Immunsystems verstärkt infektanfällig sind. In jedem Fall sind regelmäßige ärztliche Kontrollen notwendig, die dem behandelnden Arzt die Möglichkeit geben, die Therapie dem Krankheitsverlauf optimal anzupassen.

Bei der Behandlung dieser Erkrankungen ist eine hochdosierte Kortisontherapie oft nicht zu umgehen

34

Degenerative Gelenkleiden (Arthrosen)

Im Gegensatz zu den entzündlichen Gelenkleiden (Arthritis) liegt bei der Arthrose eine fortschreitende Verschleiß- und Abnutzungserkrankung der Gelenke vor. Neben der normalen Alterung der Knorpeloberfläche gibt es viele weitere Faktoren, die die Entstehung der Erkrankung begünstigen. Dazu gehören vor allem Übergewicht, Überlastung in Beruf und Freizeit sowie Fehlstellungen der Gelenke. Bei vielen Menschen geht die Arthroseentwicklung ohne wesentliche Symptome vonstatten. Erst nach Jahren zeigt sich zunächst ein Einlaufschmerz, der dann in einen Belastungs- beziehungsweise bei ganz erheblicher Gelenkzerstörung in einen Dauerschmerz übergehen kann. Die Zahl der Betroffenen ist unklar. Man kann aber davon ausgehen, dass jeder zweite Altersrentner eine mehr oder weniger intensive Arthrose aufweist.
Die Ursache für die Entwicklung der Gelenkabnutzung liegt vor allem in der Ernährung des Knorpels, der die gelenkbildenden Knochenflächen bedeckt.

Der Knorpel ist wichtig für das Abfangen der Stoßwirkungen bei jedem Schritt und Sprung. Er wird von der ihn überziehenden Gelenkschmiere ernährt. Sie liefert die entsprechenden Nährstoffe für die Knorpelzellen und wird von der Gelenkinnenhaut gebildet.
Tritt eine Schädigung der Gelenkinnenhaut auf, entwickelt sich an der Knorpeloberfläche ein Abschliff, der bei einer Gelenkspiegelung (Arthroskopie) wie eine Kraterlandschaft erscheint. Hinzu kommen Enzyme aus den zerstörten Knorpelzellen, die den Knorpel weiter angreifen. Schließlich wird durch den Knorpelabschliff der Knochen freigelegt und in den Zerstörungsprozeß des Gelenkes einbezogen. Freie kleine Knorpelstücke lagern sich dann zwischen die Gelenkflächen und stören den Bewegungsablauf. Durch den Fremdkörperreiz, den die freien Knorpelanteile im Gelenk auslösen, kommt es zu einer chronischen Entzündung, die auch für den Dauerschmerz verantwortlich ist.

Bei einer Schädigung der Gelenkinnenhaut ist auch der Knorpel mit betroffen

Diagnose und Therapie

Die Diagnose ergibt sich
- an Hand des Schmerzmusters,
- aus der ärztlichen Untersuchung der Funktion, Form und Stabilität der betroffenen Gelenke,
- durch Röntgenuntersuchungen, die für die Planung weiterer Therapiemaßnahmen, insbesondere Operationen von Bedeutung sind, sowie
- aus der Arthroskopie (Spiegelung des Gelenkinnenraumes, die die beste Möglichkeit der Knorpelbeurteilung darstellt).

Die Behandlung bezieht sich auf
- die Entlastung der kranken Gelenke,
- den Einsatz von Knorpelschutzpräparaten in der Frühphase der Erkrankung,
- Enzym- und Vitamin-E-Präparate,
- Krankengymnastik unter Einbeziehung von Muskelkräftigungsübungen,
- Gehhilfen und operative Maßnahmen.

Zu den operativen Maßnahmen zählen die Gelenkumstellungsoperation und natürlich auch der Gelenkersatz.

Arthrose der großen Gelenke

Davon betroffen sind in erster Linie die gewichtstragenden Hüft- und Kniegelenke. Es dominieren die typischen Einlauf- mit später auftretenden Belastungsschmerzen. Der Einlaufschmerz umfasst insbesondere das frühmorgendliche Ingangkommen. Danach lässt der Schmerz nach und nimmt bei fortlaufender Belastung wieder zu. Bei der **Hüftgelenksarthrose** strahlt der Schmerz meist in die Leistengegend sowie in die Oberschenkel- und Kniegelenkregion ein, während bei der **Kniegelenksarthrose** eine Schmerzausstrahlung in den Ober- und Unterschenkel besteht. Die Kniegelenksarthrose zeigt sich durch die eingeschränkte Fähigkeit, das Bein zu strecken und zu beugen. In der Folge nimmt die Muskulatur der Oberschenkel an Umfang und Masse ab.

Das Kniegelenk ist sehr häufig verschiedenen traumatischen Einflüssen ausgesetzt. Die Kniegelenksbänder und Menisken werden durch Dauerbelastungen im Beruf oder bei verschiedenen Sportarten (z. B. Fußball, Skiabfahrtslauf) vorgeschädigt.

Im Bereich der oberen Extremitäten sind zumeist die Schulter- und Ellenbogengelenke abnutzungsgefährdet, wobei berufs- und sportbedingte Überlastungsschäden und Verletzungsfolgen auch hier im Vordergrund stehen. Das Risiko einer Schädigung im Schultergelenk ist aufgrund des anatomisch ungünstigen Größenverhältnisses zwischen dem großen Schultergelenkskopf und der sehr kleinen Pfanne hoch. Da die knöcherne Führung des Gelenkes gering ist, bedarf es eines kräftigen Muskelmantels. Leitsymptom der Schultergelenksschädigung ist der nächtliche Schmerz bei Lagerung auf der erkrankten Schultergelenksseite. Hinzu kommen die Einschränkungen in der Abspreizung des Armes über die 90-Grad-Ebene und die gestörte Einwärtsdrehung (das Schürzezubinden fällt schwer).

Arthrose der kleinen Gelenke

Diese Erkrankung erfasst vor allem die kleinen End- und Mittelgelenke der Finger sowie die Daumengrund-, -mittel- und -endgelenke. Da immer mehrere Gelenke betroffen sind, spricht man auch von einer **Polyarthrose.** Kleine knöcherne Wulstungen an der Gelenkstreckseite führen zu einer Verformung der Gelenke. Auffällig sind die Veränderungen der Endgelenke, und zwar meist die der zweiten und dritten Finger. Die morgendliche Steifigkeit und die vorübergehenden Schmerzen lassen den Patienten und auch den Arzt oft an eine chronische Polyarthritis (also an ein entzündliches Gelenkleiden) denken. Da Patienten von dieser Art der Erkrankung eine fortschreitende Verschlechterung erwarten, sollte bei Unklarheiten der Diagnose immer ein Rheumatologe aufgesucht werden, um die Erkrankung eindeutig von den entzündlichen Gelenkleiden abzugrenzen. Im Gegensatz zu den entzündlichen Gelenkleiden tritt bei der Polyarthrose keine weitere Zerstörung der Gelenke auf und auch die Funktion bleibt zumeist erhalten. Die Schmerzen gehen mit den Jahren zurück, die Verformungen der End- und Mittelgelenke jedoch nicht. Bei der Polyarthrose sind operative Maßnahmen fast nie notwendig. Die Aufklärung über die relative Harmlosigkeit dieser Veränderungen ist wichtig.

Eine Linderung der Beschwerden kann durch einfache physikalische Maßnahmen wie leichte Knetübungen in Heilerde erreicht werden

Degenerative Wirbelsäulenleiden

Schwachpunkt unserer Wirbelsäule als Stützsystem des Körpers ist die Bandscheibe. Sie ist für die Abfederung von Erschütterungen notwendig. Im Laufe des Lebens büßen die Bandscheiben ihre Wasserkissenfunktion ein, die Elastizität wird geringer.

An besonders belasteten Stellen unserer Wirbelsäule, wie der Lendenwirbelsäule, kommt es folglich am häufigsten zu Bandscheibenschädigungen. Der aus seinem Lager herausquellende Bandscheibenkern übt Druck auf die Nervenwurzeln aus, was zu plötzlich auftretenden heftigen Rückenschmerzen mit Missempfindungen im Beinbereich führt, aber auch zu Reflexausfällen und unter Umständen zu Störungen der Muskelfunktion. Wesentliches Leitsymptom aller krankhaften Wirbelsäulenveränderungen sind die schmerzhaft verspannte Muskulatur und die schmerzhaften Sehnenansätze und Bänder in der Nacken-, Rücken- oder Kreuzregion.

Diagnose und Therapie

Die Diagnosestellung erfolgt
■ zumeist durch die exakte Krankheitsgeschichte und die genaue Lokalisation der Schmerzen (Wo und wann sind die Schmerzen aufgetreten? Wie lange und zu welcher Tageszeit bestehen Schmerzen?),
■ durch die ärztliche Untersuchung der Wirbelsäulenbeweglichkeit, der Muskelspannung, der Muskelkraft, der Sehnen sowie durch die Prüfung der Nervenreflexe und der Oberflächenempfindlichkeit,
■ durch Röntgenuntersuchungen der Wirbelsäule sowie bei akuten Rückenschmerzen durch die Computertomographie und Kernspintomographie.

Zur Behandlung der degenerativen Wirbelsäulenleiden sind
■ Medikamente meist nur vorübergehend notwendig, um eine Schmerzlinderung zu erreichen (kortisonfreie Medikamente sind das Mittel der ersten Wahl),
■ Injektionen als Nervenblockaden möglich, um eine Akutlinderung zu erreichen, und eine

■ physikalische Therapien in Form von Bädern, Rumpfkühlung und vorsichtiger Krankengymnastik ratsam.

Bei Reflexausfällen und Muskelfunktionsstörungen sind unter Umständen operative Maßnahmen dringend notwendig.

Leitsymptome bei Wirbelsäulenerkrankungen

Lokalisation	Symptome
Halswirbelsäule	■ Kopfschmerzen ■ Verspannung der Schulter-Nacken-Muskulatur ■ lokale Schmerzen oder Schmerzausstrahlung in den Schultergürtel ■ Missempfindungen an der Hautoberfläche des Ober- und Unterarmes ■ Schmerzausstrahlung in Richtung Hand und Finger
Brustwirbelsäule	■ Schmerzausstrahlung lokal oder entlang der Zwischenrippenräume ■ Verspannung der Zwischenrippenmuskulatur
Lendenwirbelsäule	■ Muskelverspannungen der Rückenstrecker ■ Ischiasdehnungsschmerzen ■ lokale Rückenschmerzen bzw. ausstrahlende Schmerzen in beide Beine ■ Missempfindungen im Oberschenkel-, Unterschenkel-, Fuß- und Zehenbereich ■ Ausfälle von Streck- und Beugemuskeln

Nacken- und Schulterschmerzen

Sehr häufig sind Nacken-, Schulter- und Kopfschmerzen zu beobachten.

Ursache kann ein Schaden der Halswirbelsäule sein. Als beweglichster Teil unserer Wirbelsäule ist sie für alle Arten der Schädigung in Form von Abnutzungsveränderungen, Blockierungen und auch Entzündungen beziehungsweise traumatischen Schädigungen anfällig.

Die Folgen von Halswirbelsäulenveränderungen sind eine schmerzhaft verspannte Nacken- und Schultermuskulatur.

Neben den Nacken-, Schulter- und Kopfschmerzen können natürlich auch Missempfindungen in den Armen und Händen (Kribbeln, Ameisenlaufen, verändertes Kälteempfinden und Schwellungsgefühl) Symptome krankhafter Störungen der Halswirbelsäule sein. Hinzu können Muskelfunktionsstörungen der Arme mit Abnahme des Muskelumfangs und der Kraft sowie Reflexausfälle kommen. Dies sind besonders ernst zu nehmende Symptome. In solchen Fällen bedarf es einer raschen computertomographischen Untersuchung.

Durch ihre Beweglichkeit ist die Halswirbelsäule besonders anfällig für Schädigungen aller Art

Allerdings sei an dieser Stelle noch einmal darauf hingewiesen, dass Nacken-Schulter-Schmerzen auch ohne eine besonders krankhaft veränderte Halswirbelsäule auftreten können. Sie sind zum Beispiel ebenso bei psychischen Störungen möglich.

Brustkorbschmerzen

Die Brustwirbelsäule ist aufgrund ihrer anatomischen Lage seltener von krankhaften Störungen befallen als die bewegliche Hals- und Lendenwirbelsäule. Bei entsprechenden Fehlbelastungen – Verbiegungen der Wirbelsäule nach der Seite oder nach hinten – kann es aber auch hier zu schmerzhaften Muskelverhärtungen der langen Rückenstreckermuskulatur beidseits der Wirbelsäule kommen.

Rücken- und tiefsitzende Kreuzschmerzen

Diese Beschwerden sind recht häufig. Fast jeder kennt den mehr oder weniger intensiven Rückenschmerz nach längerem Autofahren oder nach dem Tragen von Lasten. Die Muskulatur reagiert in diesen Fällen mit einer Verhärtung und schmerzhaften Knotenbildung. Der chronische Rückenschmerz ist meist die Folge einer schon länger bestehenden Bandscheibenzermürbung und der Reaktion der darüber und darunter liegenden Wirbelkörper und Wirbelkörpergelenke. Der vierte und fünfte Lendenwirbelkörper sowie der erste Kreuzbeinwirbelkörper lösen schmerzhafte Reaktionen am ehesten aus. An diesen mechanischen Belastungspunkten entwickeln sich immer wieder Schädigungen, die dann auch plötzlich zum Hexenschuss (Lumbago) oder Ischiassyndrom führen.

Beim **Hexenschuss** handelt es sich um einen rein lokalen Schmerz infolge der verspannten Rückenstreckermuskulatur. Beim **Ischiassyndrom** sind dagegen immer Fernwirkungen im Bein zu bemerken, die sich als Missempfindungen oder auch starke Schmerzen beim Anheben des gestreckten Beines zeigen.

Bandscheibenvorfall

Ein sehr akutes Ereignis, bei dem es zur Vorwölbung des Bandscheibenkerns auf die in der

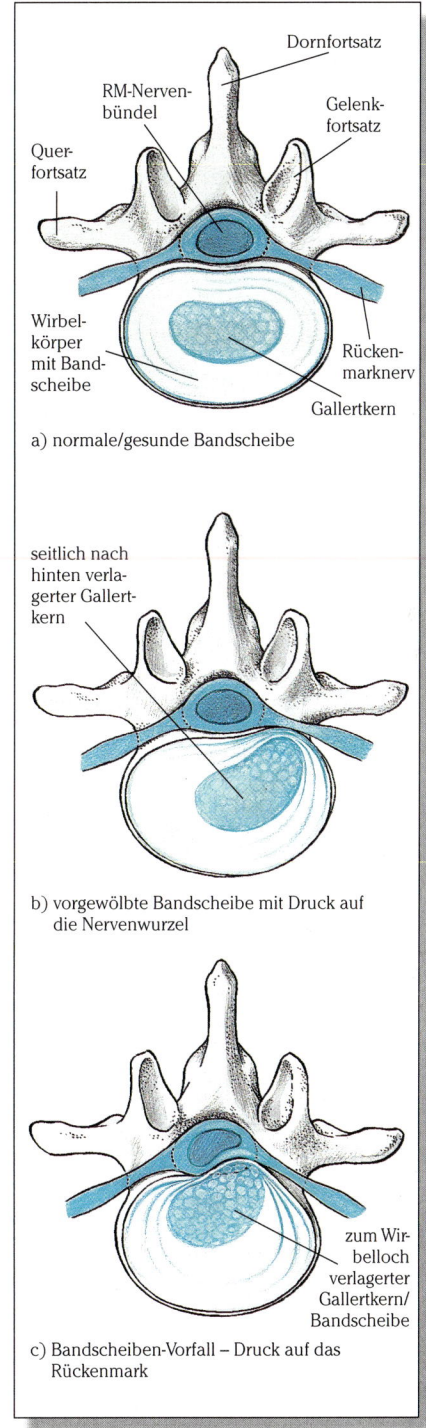

a) normale/gesunde Bandscheibe

Dornfortsatz
RM-Nerven-bündel
Gelenk-fortsatz
Quer-fortsatz
Wirbel-körper mit Band-scheibe
Rücken-marknerv
Gallertkern

b) vorgewölbte Bandscheibe mit Druck auf die Nervenwurzel

seitlich nach hinten verla-gerter Gallert-kern

c) Bandscheiben-Vorfall – Druck auf das Rückenmark

zum Wir-belloch verlagerter Gallertkern/ Bandscheibe

Beim Bandschei-benvorfall wölbt sich der Band-scheibenkern in den Wirbelkanal und drückt auf die umliegenden Nerven

Umgebung liegenden Nerven und Nervenwurzeln kommt. Der Nerv wird gleichsam eingeklemmt, und die Folgen sind ein starkes Schmerzempfinden im betroffenen Bein, gestörte Temperaturwahrnehmungen oder sogar eine Muskellähmung. Die Muskellähmung und die eventuell auftretende Blasen- und Mastdarmfunktionsstörung sind immer dramatische Geschehen und bedürfen einer sofortigen ärztlichen Behandlung.

Im Zuge einer Bandscheibenoperation müssen die eingeklemmten Nerven wieder freigelegt werden.

Osteoporose

Ursachen und Symptome

Diese Erkrankung gewinnt eine zunehmende Bedeutung, da unsere Bevölkerung ein immer höheres Lebensalter erreicht. Die Osteoporose erfasst das gesamte Skelettsystem und zeichnet sich durch eine Verminderung der Knochenmasse und eine Verschlechterung der Knochenqualität aus. Nach Schätzungen entwickeln mehr als ein Drittel der Frauen nach der Menopause (letzte Regelblutung) eine Osteoporose. Mehr als die Hälfte aller über 75-jährigen Menschen weist eine Osteoporose der Wirbelsäule und der langen Röhrenknochen auf.

Bei der Osteoporose werden verschiedene Formen unterschieden. Nach der Menopause entwickelt sich im Allgemeinen ein verstärkter Knochenabbau im Bereich der Wirbelkörper. Im höheren Lebensalter sind vor allem die langen Röhrenknochen durch eine verstärkte Frakturneigung betroffen. Typisches Beispiel sind die Schenkelhalsfrakturen älterer Menschen schon bei geringer äußerer Gewalteinwirkung.

Ursachen für die Osteoporose sind die verminderte Aufnahme von Kalzium, eine herabgesetzte Empfindlichkeit unseres Knochensystems gegenüber Vitamin D, zunehmender Mangel weiblicher oder auch männlicher Geschlechtshormone, Alkohol- und Nikotinmissbrauch sowie mangelnde Bewegung. Auch durch Medikamente, beispielsweise bei einer Langzeitbehandlung mit zu hohen Kortisondosierungen, kann sich eine Osteoporose entwickeln.

Schilddrüsenerkrankungen und Nierenfunktionsstörungen können ebenfalls die Entstehung einer Osteoporose fördern.

Die Erkrankung beginnt entweder mit langsam zunehmenden Rückenschmerzen oder auch mit heftigen akuten Schmerzen, die sich bei jeder Erschütterung (Husten, Niesen, Gehen) verstärken. Ein weiterer Hinweis auf die Verminderung der Knochenmasse ist die schleichende Abnahme der Körpergröße. Der Abstand zwischen Rippenbogen und Beckenkamm vermindert sich. Es kommt zu einer ausgeprägten Rundrückenentwicklung, die auch als Witwenbuckel bezeichnet wird.

Um eine Osteoporose bereits im Anfangsstadium effektiv behandeln zu können, ist es wichtig, die Phase vor dem Auftreten von Knochenbrüchen im Bereich der Wirbelkörper und langen Röhrenknochen zu erfassen.

Diagnose und Therapie

Eine gewisse Bedeutung haben hier Knochendichtemessungen erlangt. Einfache Röntgenuntersuchungen eignen sich in der frühen Phase der Erkrankung nicht zur Erkennung einer verminderten Knochenmasse.

Die wichtigste Therapie zur Beeinflussung der Osteoporose stellt die Aufnahme von mineralischen Knochenbausteinen wie Kalzium dar. Zu empfehlen ist eine tägliche Aufnahme von 1 000 bis 1500 mg Kalzium.

Der Knochenaufbau kann außerdem durch fluorhaltige Medikamente stimuliert werden, die besonders bei der senilen Osteoporose Anwendung finden. Knochenabbau kann man durch weibliche Geschlechtshormone verhindern, ebenso wie durch Vitamin D, dem bei der Osteoporosebehandlung ebenfalls eine große Bedeutung zukommt. Sinnvolle unterstützende Maßnahmen sind Schwimmen, Radfahren und Gymnastik. Auch das zeitlich begrenzte Tragen eines Korsetts kann in der Knochenaufbauphase schmerzlindernd wirken.

Kalzium ist in allen Milchprodukten, vor allem aber im Hartkäse in hoher Konzentration enthalten

Der Weichteilrheumatismus

Ursachen und Symptome

Weichteilrheumatismus ist ein Oberbegriff für nichtentzündliche Erkrankungen des Unterhautbindegewebes, der Sehnen und Sehnenscheiden, der Muskeln und Muskelhüllen, der Bänder und Schleimbeutel. Die eigentliche Bedeutung des Begriffes Rheuma („Fluss") trifft hier besonders zu, da es sich meist um fließende und witterungsabhängige Schmerzen handelt.

Ausgewählte Schmerzpunkte beim Weichteilrheumatismus

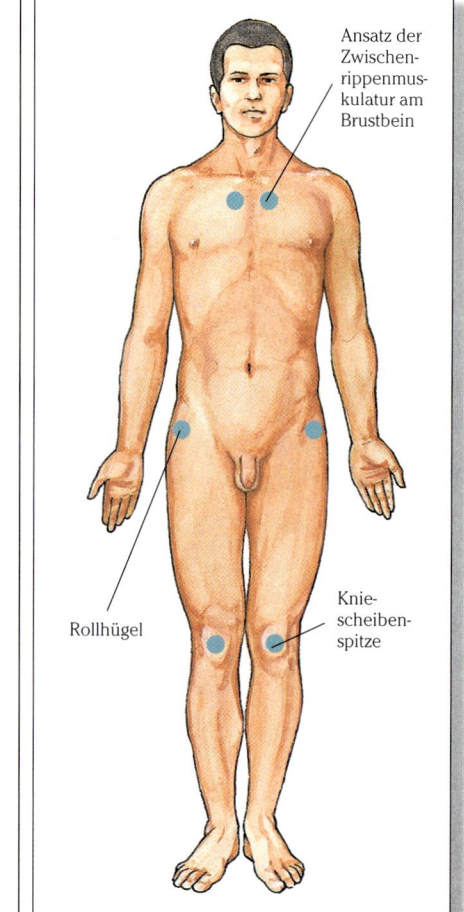

Ansatz der Zwischenrippenmuskulatur am Brustbein

Rollhügel

Kniescheibenspitze

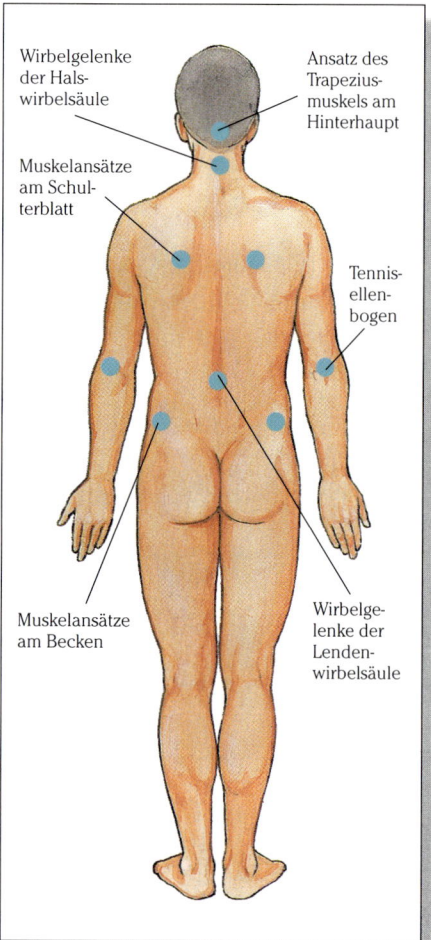

Wirbelgelenke der Halswirbelsäule

Muskelansätze am Schulterblatt

Ansatz des Trapeziusmuskels am Hinterhaupt

Tennisellenbogen

Muskelansätze am Becken

Wirbelgelenke der Lendenwirbelsäule

Von diesen Symptomen sind die Gelenke ausgenommen, sodass auch der Begriff extraartikulär (außerhalb der Gelenke) auftretender Rheumatismus verwendet wird. Im Gegensatz zum Gelenkrheumatismus sind aber keine Bewegungseinschränkungen und Verformungen einzelner Körperstrukturen zu erwarten. Auffällig ist die Temperatur- und Wetterabhängigkeit. Im Allgemeinen bessert Wärme die Schmerzen und Kälte verschlechtert die Symptome.

Die Ursachen für die Entstehung des Weichteilrheumatismus sind noch großteils unbekannt. Man vermutet, dass eine Erhöhung bestimmter Schmerzsubstanzen im Blut, Veränderungen im Schlafrhythmus und psychische Faktoren bei der Entstehung eine Rolle spielen.

Der Weichteilrheumatismus kann sich in begrenzten Schmerzzuständen oder in generalisierten Schmerzen und einer verringerten Schmerzschwelle an bestimmten Schmerzpunkten sowie größeren Muskelregionen äußern.

Bevorzugte Körperstellen für solche lokalisierten Schmerzen sind die Nacken-, Rücken-, Brustkorb- und Beckenmuskulatur.

Überhaupt gehören Muskelverspannungen zu den häufigsten Ursachen für rheumatische Beschwerden in der Praxis. Fehlbelastungen und Überbeanspruchungen sowie psychische Faktoren spielen als Ursache eine Rolle.

Wie bereits erwähnt können auch die am Knochen in Gelenknähe ansetzenden Sehnen in den schmerzhaften Prozess der Muskelverspannung einbezogen sein. Ein typisches Beispiel für einen Sehnenansatzschmerz ist der Tennisellenbogen (Epicondylopathie). Lokale Überlastungen durch einseitig drehende Armbewegungen, Erkrankungen der Halswirbelsäule und auch wiederum psychische Faktoren bewirken vom Ellenbogen bis in die Finger ausstrahlende Schmerzen. Sie verstärken sich beim kräftigen Zufassen und Beugen der Hand.

Auch an der Außenseite des Oberschenkels (im Rollhügelbereich), an der Kniegelenksinnenseite, dem Achillessehnenansatz und dem Schultergelenk sind häufig Sehnenansatzschmerzen zu beobachten. Im Schultergelenk entsteht nicht selten die abrupt auftretende Schultersteife, die sich dann durch erhebliche

Sehnenansatzschmerzen sind häufig an der Außenseite des Oberschenkels, an der Kniegelenksinnenseite, dem Achillessehnenansatz und dem Schultergelenk zu beobachten

Bewegungseinschränkungen des Armes in allen Bewegungsrichtungen äußert.

Im Gegensatz zu diesen mehr begrenzten Schmerzäußerungen finden sich bei der **Fibromyalgie** oder **Tendomyopathie** generalisierte Körperschmerzen mit vegetativen Beschwerden und psychischen Symptomen. Die Übergänge von Sehnen in Muskeln in mehreren unterschiedlichen Körperregionen sind spontan und auch auf geringen Druck schmerzhaft. Die bei dieser Erkrankung auftretenden biochemischen Veränderungen im Blut können bislang nur schwer erfasst werden.

Bei der Behandlung der Fibromyalgie ist die Entwicklung eines vertrauensvollen Verhältnisses von Patient und Arzt besonders wichtig, denn bei dieser Erkrankung besteht ein Jahre bis Jahrzehnte dauerndes chronisches Schmerzsyndrom. Therapieerfolge zeigen sich nur in kleinen Schritten – das Vertrauen der Patienten wird einer schweren Bewährungsprobe unterzogen.

Für die Behandlung der Fibromyalgie ist es ausgesprochen wichtig, dass zwischen Patient und Arzt ein Vertrauensverhältnis besteht

Diagnose und Therapie

Wichtig bei der Diagnosestellung sind eine Schmerzanamnese (seit wann tritt der Schmerz auf, wo, wie und unter welchen Umständen) und die körperliche Untersuchung, bei der typische Muskelschmerzen feststellbar sind. Während Laboruntersuchungen wenig aussagen, helfen Röntgen- und Ultraschalluntersuchungen beim Ausschluss anderer rheumatischer Erkrankungen. Eine erfolgreiche Behandlung des Weichteilrheumatismus orientiert sich zunächst an den Symptomen. Bei Bedarf können muskelentspannende Medikamente eingesetzt werden, Kortison und kortisonfreie Schmerzmedikamente helfen dagegen nicht. Da zeitweilig auch behandlungsbedürftige seelische Verstimmungen auftreten, können stimmungsaufhellende Medikamente eingesetzt werden, die die Schmerzschwelle anheben. Entspannungsstrategien und psychologische Betreuung und physikalische Anwendungen gehören in jedem Fall zu einem ausgewogenen Behandlungskonzept.

Die Diagnose

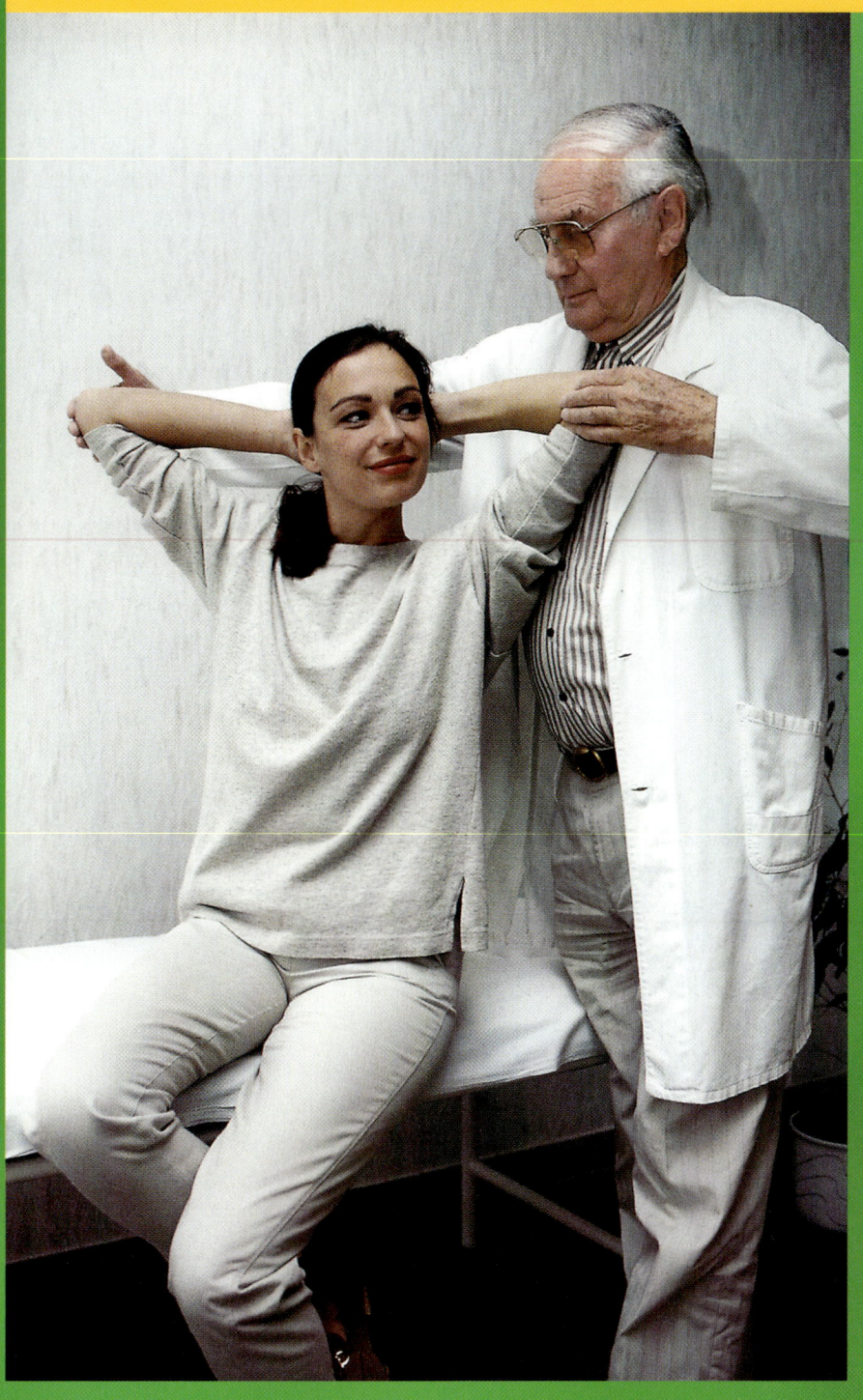

Befragung und ärztliche Untersuchung

Krankengeschichte

Mit der Diagnose „Rheuma" sollten sich Arzt und Patient nicht zufrieden geben. Denn hinter diesem Begriff verbergen sich ganz unterschiedliche Ursachen und Krankheitsabläufe; es sind die verschiedensten Körperstrukturen betroffen. Auch die Schwere der Erkrankungen ist ganz unterschiedlich. Sie können von banalen Beschwerden bis zu lebensgefährdenden Situationen reichen. Es ist deshalb die Aufgabe des Arztes, eine fundierte Diagnose zu stellen, ohne die eine gezielte und wirkungsvolle Therapie nicht möglich ist. Die Erhebung der Krankengeschichte (Anamnese) und die körperliche Untersuchung des Patienten haben bei der Diagnosestellung die größte Bedeutung. Laboruntersuchungen und technische Untersuchungsverfahren (Röntgen, Ultraschall, Gelenkspiegelung u. a.) helfen darüber hinaus, die Erkrankung noch weiter einzugrenzen.

In der Anamneseerhebung wird der Arzt auf jeden Fall nach Schmerzen und Funktionseinschränkungen im Bereich des Bewegungsapparates fragen. Hier ist es hilfreich, wenn der Patient genaue Aussagen über Art und Umstände seiner Beschwerden machen kann.

Wichtige Fragen zur Krankengeschichte sind zum Beispiel:

- Wo (in welchem Bereich Ihres Körpers) empfinden Sie den Schmerz?
- Sind bei Ihnen die Gelenke oder mehr die Weichteile vom Schmerz betroffen?
- Haben Sie im Bereich Ihrer Gelenke eine Schwellung oder Rötung beobachtet?
- Besteht eine Bewegungseinschränkung im Bereich Ihrer Gelenke?
- Ist dem Schmerz ein Trauma (eine Verletzung) vorausgegangen?
- Bestanden bei Krankheitsbeginn Fieber, eine Durchfallerkrankung, eine Hals-, Augen- oder Harnröhrenentzündung?
- Haben Sie eine Hauterkrankung gehabt?
- Haben Sie die Beschwerden nach einer üppigen Mahlzeit

oder nach Alkoholgenuss bekommen?

▪ Bestehen bei Ihnen witterungsabhängige Schmerzen, ohne dass Sie Entzündungen oder Bewegungseinschränkungen Ihrer Gelenke feststellen können?

Bedeutung der Krankengeschichte

Bei allen rheumatischen Erkrankungen spielt die genaue Erhebung der Krankheitsgeschichte (Anamnese) und die sorgfältige klinische Untersuchung für die Diagnosestellung eine wichtige Rolle. Etwa 80% aller Informationen, die für die Diagnosestellung von Bedeutung sind, werden aus der Krankengeschichte und der ärztlichen Untersuchung gewonnen.

Körperliche Untersuchung

Nach der Patientenbefragung wird der Arzt eine körperliche Untersuchung vornehmen. Diese Untersuchung umfasst die Betrachtung der betroffenen Gelenke sowohl in Ruhe als auch bei Bewegung, das Abtasten der Gelenke in entspannter Lage, die Messung der Gelenkumfänge und der verschiedenen Funktionswinkel. Besonders wichtig ist die Untersuchung der Wirbelsäule auf ihre Bewegungsumfänge, und zwar getrennt nach Beweglichkeit und Funktion der Halswirbelsäule, der Brustwirbelsäule und der Lendenwirbelsäule. Der Finger-Boden-Abstand beim Bücken und die Seitwärtsneigung sind zum Beispiel wichtige Indizien für die Funktion der Lendenwirbelsäule. Für die Beurteilung der Halswirbelsäule sind der Kinn-Brust- oder der Ohr-Schulter-Abstand sowie die Drehbewegung von Bedeutung.

Muskelverspannungen und Sehnenansatzschmerzen können weitere wichtige Hinweise zur Diagnosestellung liefern. Insbesondere beim Weichteilrheumatismus spielt die Muskelschmerzhaftigkeit eine ganz wichtige Rolle (siehe Seite 44). Allerdings sollten Sie nicht vergessen, dass auch durch Funktionsstörungen der verschiedenen Wirbelsäulenabschnitte solche Muskelverspannungen entstehen können. Bei verschiedenen Wirbelsäulenerkrankungen sind auch neuro-

Die Ergebnisse der körperlichen Untersuchung liefern wichtige Hinweise für die Diagnosestellung

logische Untersuchungen notwendig. Der akute Bandscheibenvorfall kann beispielsweise zur Kompression von Nerven in bestimmten Rückenmarksabschnitten führen. Muskellähmungen sind die Folge, die sich durch einen gestörten Zehen- oder Fersenstand bemerkbar machen oder durch Schwierigkeiten beim Heben oder Anziehen eines Beines. Auch im Hand- und Ellenbogengelenkbereich sind Nervenschädigungen bei rheumatischen Erkrankungen relativ häufig. Die Patienten verspüren Missempfindungen im Daumen- bis Mittelfingerbereich oder im Ring- und Kleinfinger.

Herz, Lunge, Magen-Darm-Kanal, Leber und Milz können bei einer rheumatischen Erkrankung mitbetroffen sein. Eine umfassende Diagnosestellung schließt darum die internistische Untersuchung dieser Organe ein.

Ein akuter Bandscheibenvorfall kann zur Kompression von Nerven führen

Die Klärung der Schmerzqualität

Die meisten Rheumapatienten gehen wegen Schmerzen im Bereich des Stütz- und Bewegungsapparates zum Arzt. Die Schmerzen sind oft ganz unterschiedlichen Ursprungs; sie können von Gelenkkapseln, Bändern, Muskelansätzen, den kleinen Wirbelgelenken der Wirbelsäule oder den Bandscheiben ausgehen. Meist spielt eine chronische oder akute Reizung von so genannten Schmerzrezeptoren (freie Nervenendigungen) im Bewegungsapparat eine entscheidende Rolle. Je öfter diese Rezeptoren gereizt werden, umso niedriger wird auch ihre Schmerzschwelle – in der Folge bereiten schon geringe Reize Schmerzen. Die notwendige Reizstärke für die Auslösung des Schmerzes wird immer geringer. Jeder kleinste äußere Reiz, der vom Bewegungs- und Stützsystems ausgeht, verursacht relativ starke Schmerzen. Der Schmerz schaukelt sich quasi selbst auf und wird damit zu einem ganz beherrschenden Symptom. Aufgrund dessen entspricht das subjektive Schmerzempfinden nicht immer der objektiven Schwere und Ausdehnung der Erkrankung. Dies gilt insbesondere für die Schmerzen in den Weichteilen des Bewegungsapparates. Zudem ist das Schmerzerleben und damit auch die Wertung des Schmerzes abhängig von der Persönlichkeit, dem Alter, dem

Geschlecht, der gefühlsmäßigen Situation, dem sozialen und dem familiären Umfeld. Psychologische Faktoren spielen somit sowohl für die Entstehung des Schmerzes als auch für seine Bewertung eine große Rolle.

Schmerzmessung

Klarheit kann eine Schmerzmessung bringen. Geeignete Formen sind zum Beispiel Selbstbewertungsskalen, das Führen eines Schmerztagebuches, in das die Veränderungen im Schmerzempfinden eingetragen werden, grafische Schmerzdarstellungen sowie Schmerzfragebögen. Für die Frage, in welchem Ausmaß ein Muskel- und Sehnenansatzschmerz auf eine Therapie anspricht ist beispielsweise der Selbstbewertungsbogen sehr geeignet. Auf einer Skala von 1 bis 10, die Schmerzqualitäten von „unerträglich" bis „keine Schmerzen" beinhaltet, trägt der Patient sein subjektives Befinden ein, woraus sich eine tägliche Schmerzverlaufskurve ergibt.

Schmerztherapie

Generell kann man hier zwischen einer ursächlichen und einer symptomatischen Schmerztherapie unterscheiden.

Bei der **ursächlichen Schmerztherapie** werden zum Beispiel Entzündungen beseitigt, die Haltung geschult oder verbessert, Beinlängendifferenzen ausgeglichen oder muskuläre Funktionsstörungen behandelt.

Eine **symptomorientierte Schmerztherapie** ist bei Schmerzen, die vom Stütz- und Bewegungsapparat ausgehen (insbesondere von Wirbelsäule und Muskeln), oft nicht zu umgehen.

Eine Ausschaltung der Schmerzrezeptoren (Nozizeptoren) in Muskeln, Bändern und Gelenkkapseln ist durch Medikamente allein nicht möglich. Es ist daher nötig, zusätzliche schmerzstillende Maßnahmen zu ergreifen wie das Anwenden von Wärme- oder Kältepackungen, Salbeneinreibungen, Pflasterverbände oder eine lokale Injektionsbehandlung. Die Injektion schmerzstillender oder auch entquellender Mittel an entsprechenden Schmerzstellen hat sich als besonders wirksam erwiesen, zudem wird der Gesamtorganismus nicht unnötig mit weiteren Medikamenten belastet. Es reichen meist wenige Milliliter der Anästhesielösungen aus, um die Schmerzrezeptoren auszuschal-

Bei einer symptomorientierten Schmerztherapie kommen verschiedene schmerzstillende Methoden zum Einsatz

ten. Bewährte Injektionsstellen sind Gelenkkapseln, Schleimbeutel, Muskel- und Bänderansätze sowie Bewegungssegmente der Wirbelsäule.

Bei der symptomatischen Schmerztherapie können auch Akupunktur oder die elektrische Nervenstimulation eingesetzt werden.

Bei der Schmerztherapie sollte aber nie die psychische Situation des Betroffenen vergessen werden. Vor allem bei chronischen Schmerzen ist eine psychologische Betreuung des Patienten wichtig.

Entspannungs- und Verhaltenstherapien helfen, die Einstellung gegenüber den Schmerzen zu verändern, sie nicht als etwas Unabänderliches hinzunehmen, sondern sich aktiv und bewusst zur Wehr setzen.

Ergänzende Untersuchungen

Bei der Diagnosestellung einer rheumatischen Erkrankung können eine ganze Reihe verschiedener technischer Untersuchungsmethoden hinzugezogen werden. Sie haben meist ergänzenden Charakter, sind aber bei der Identifizierung von rheumatischen Erkrankungen von Wert. Zu nennen sind

- Laboruntersuchungen,
- Röntgenuntersuchungen,
- Ultraschalluntersuchungen,
- Computer- und Kernspintomographie,
- Gelenkpunktion und Gelenkspiegelung.

Laboruntersuchungen

Verschiedene Blutuntersuchungen können zur Unterscheidung entzündlicher und nichtentzündlicher Erkrankungen des rheumatischen Formenkreises beitragen. Besondere Aussagekraft haben die Blutsenkungsreaktion und das Vorkommen von Entzündungseiweißen im Blut. Die Rheumafaktoren werden in ihrer Aussagekraft oft zu hoch eingestuft, denn sie können einerseits auch bei gesunden Patienten mit steigendem Lebensalter positiv sein. Andererseits gibt es auch eine Reihe entzündlicher rheumatischer Erkrankungen, bei denen der Rheumafaktor nicht nachzuweisen ist. Selbst bei der rheumatoiden Arthritis oder chronischen Polyarthritis ist dieser Antikörper im ersten Jahr der Erkrankung häufig noch nicht zu ermitteln. Er ist somit für die Frühdiagnose einer rheumatischen Erkrankung nicht unbedingt verwendbar. Für eine Reihe

Laboruntersuchungen bei rheumatischen Erkrankungen:

- Blutsenkung

- Blutbild

- Urinuntersuchungen

- Nierenfunktionsuntersuchungen

- Leberfunktionsuntersuchungen

- Rheumafaktoren

- Antikörper gegen verschiedene körpereigene Bestandteile

- HLA-Antigene (Gewebsantigene)

- Untersuchungen der Gelenkflüssigkeit auf Zellen, Eiweiß und Bakterien

von rheumatischen Erkrankungen wie dem Lupus erythematodes und der Sklerodermie sind die so genannten antinukleären Faktoren (= Antikörper gegen körpereigene Zellkerne) von Bedeutung. Sie helfen mit, diese Erkrankung von anderen rheumatischen Entzündungen abzugrenzen.

Die Untersuchung von krankheitsauslösenden Bakterien (Rachenkeime, Darmbakterien, Harnröhrenkeime sowie Bakterien, die beim Zeckenbiss übertragen werden können) wurde bereits bei den reaktiven Arthritiden erwähnt. Entsprechende Antikörper gegen diese Keime können im Blut über längere Zeit nachgewiesen werden. Schließlich sei auch auf die Notwendigkeit von Laboruntersuchungen zur Beurteilung von Therapieeffekten und zur Einschätzung von unerwünschten Therapienebenwirkungen hingewiesen.

Entsprechende ärztliche Kontrollen beim Hausarzt oder Rheumatologen sind insbesondere bei den verschiedenen kortisonfreien Schmerzmedikamenten, den Kortisonpräparaten sowie den Basismedikamenten angezeigt.

Laboruntersuchungen haben bei der Diagnosestellung rheumatischer Erkrankungen nur ergänzenden Charakter

Auch die Gelenkflüssigkeit kann laborchemisch untersucht werden. Der Eiweißgehalt der Gelenkflüssigkeit und die Zahl der Entzündungszellen lassen Rückschlüsse über die Art der Gelenkentzündungen zu.

Röntgenuntersuchungen

Diese bekannte und altbewährte Methode nimmt im Gesamtdiagnostikprogramm der Rheumatologie einen besonderen Stellenwert ein. Röntgenaufnahmen helfen mit, den Schweregrad einer Gelenkschädigung abzuschätzen und eventuelle Operationen zu planen. Allerdings dürfen diese Untersuchungsergebnisse nicht losgelöst von der Krankheitsgeschichte und der körperlichen Untersuchung bewertet werden. Ohne entsprechende klinische Beschwerden haben zum Beispiel negative Röntgenbefunde im Bereich der Wirbelsäule nicht unbedingt einen Krankheitswert. Andererseits können Röntgenaufnahmen von guter Qualtität mithelfen, eine Arthritis frühzeitig zu erkennen.

Röntgenuntersuchungen müssen immer im Zusammenhang mit der Krankheitsgeschichte und der körperlichen Untersuchung gesehen werden

Ultraschalluntersuchungen

Die Ultraschalluntersuchung stellt eine wichtige Ergänzung zur Röntgendiagnostik dar, denn mit Ultraschall kann man Weichteilstrukturen besonders gut darstellen. Gelenke können auf ihre Ergussflüssigkeit, den Schwellungszustand der Gelenkinnenhaut und auf Knorpelschädigungen untersucht werden. Sehr geeignet ist diese Methode zur Untersuchung von Schulter-, Ellenbogen-, Hüft- und Kniegelenken. Auch Entzündungen der Sehnenscheiden und Kniegelenkzysten sind mit der Ultraschalluntersuchung leicht zu erkennen.

Computer- und Kernspintomographie

Diese beiden modernen diagnostischen Methoden zählen zu den bildgebenden Verfahren und sind mittlerweile aus der Rheumatologie nicht mehr wegzudenken. Die Computertomographie ist besonders wichtig zur Bewertung von Bandscheibenschädigungen. Ein Bandscheibenvorfall, der auf eine Nervenwurzel drückt, kann schnell erkannt und die Entscheidung für eine Operation frühzeitig gefällt werden. Auch die Kernspintomographie hat mittlerweile ihren festen Platz in der Diagnostik. Mit dieser Methode erreicht man einen sehr guten Weichteilkontrast, sodass zum Beispiel Schädigungen des Knorpels, der Bänder und der Gelenkkapsel früh erkannt werden können.

Gelenkpunktion und Gelenkspiegelung

Wenn ein Gelenkerguss vorliegt, ist die **Gelenkpunktion** hilfreich für die Unterscheidung der einzelnen rheumatischen Erkrankungen. Durch die Bestimmung des Eiweiß- und Zellgehaltes sowie die Untersuchung auf Krankheitserreger und Kristalle kann die Diagnose untermauert werden.

Die **Gelenkspiegelung** (Arthroskopie) ist durch die zunehmende Verbesserung der technischen Möglichkeiten ebenfalls zu einer wichtigen Untersuchungsmethode in der Rheumatologie ausgereift. Sie wird eingesetzt, wenn die Ursache von Kniegelenksergüssen oder Knie-

gelenkschmerzen mit den bislang genannten Methoden nicht geklärt werden kann. Während einer Arthroskopie können auch therapeutische Eingriffe am Gelenk durchgeführt werden.

Ergänzende Untersuchungen

- Laboruntersuchungen werden häufig überbewertet; es gibt keinen Laborwert, der eine rheumatische Erkrankung ausschließt oder beweist. Sie helfen mit, entzündliche von nichtentzündlichen Erkrankungen abzugrenzen.

- Rheumafaktoren können auch bei gesunden Personen vorkommen.

- Die Röntgenuntersuchungen, die Ultraschalldiagnostik und auch die Computer- wie Kernspintomographie sind wichtige ergänzende Methoden und helfen bei der Einschätzung des Schweregrades einer Gelenkschädigung bzw. Wirbelsäulenveränderung. Sie sind für die Entscheidung operativer Konsequenzen notwendig.

Die Behandlung

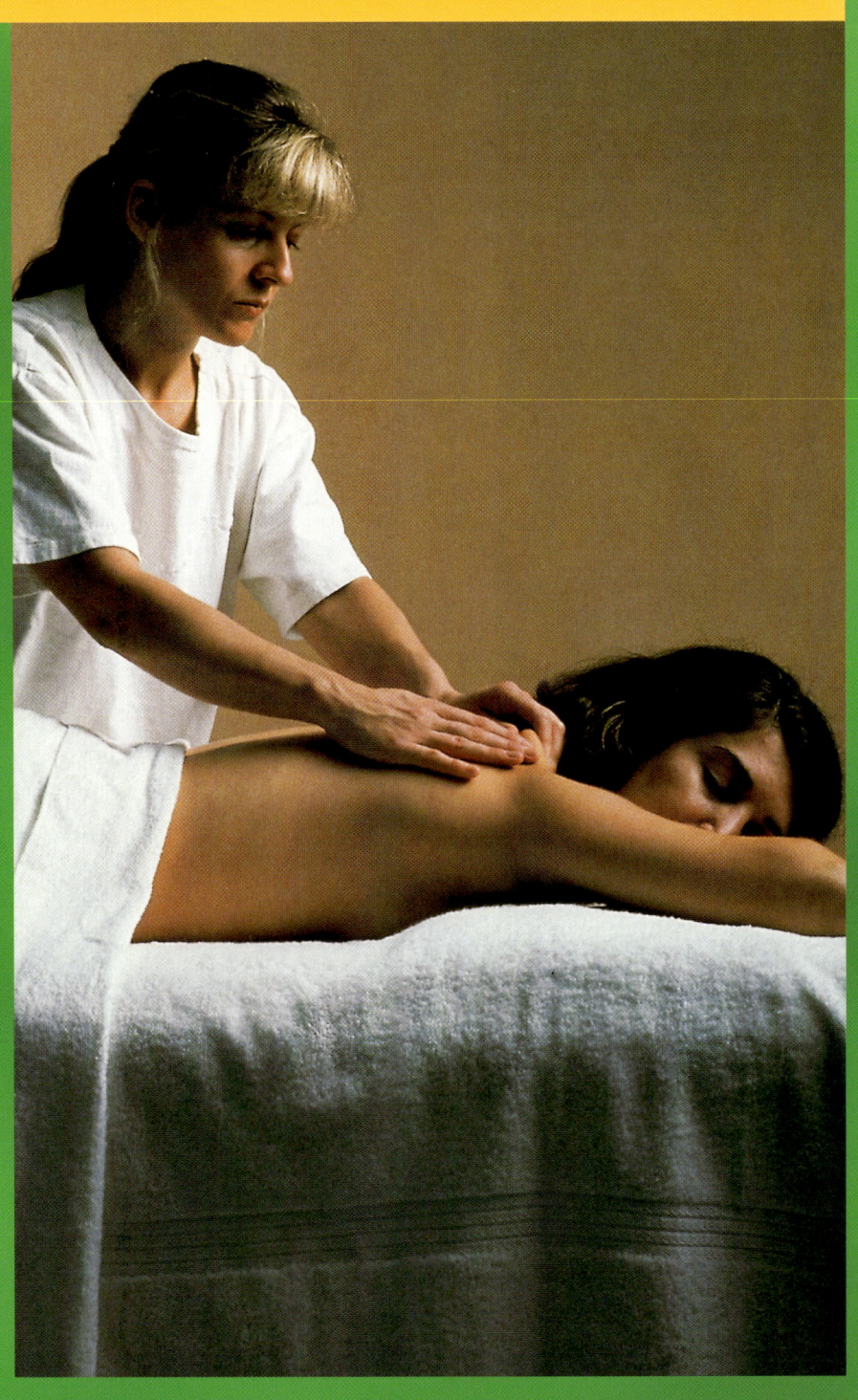

Was können Sie als Patient tun?

Sich gründlich informieren

Mit dem Besuch bei Ihrem Arzt übergeben Sie die Verantwortung für Ihre Gesundheit nicht an den Arzt. Vielmehr ist der Arzt bei allen Diagnostik- und Therapiemaßnahmen auf Ihre rege Mithilfe angewiesen. So müssen Sie ihn auf Zustandsverschlechterungen, mögliche Medikamentennebenwirkungen und natürlich auch auf auftretende seelische Probleme aufmerksam machen, damit er seine Therapie optimal auf Ihre Bedürfnisse zuschneiden kann. Voraussetzung ist aber in jedem Fall, dass Sie über Ihre Erkrankung genau Bescheid wissen. Je besser Sie informiert sind, umso geringer ist die Angst über den schicksalhaften Verlauf der Erkrankung und umso intensiver können Sie bei der Behandlung mithelfen. Zunächst sollten Sie sich genauestens über die möglichen Ursachen Ihrer Krankheit informieren. Es ist zum Beispiel wichtig zu wissen, dass ein Gichtanfall durch eine erhöhte Fleisch- oder Alkoholaufnahme ausgelöst werden kann oder das Übergewicht oder Fehlbelastungen die Abnutzung im Bereich der großen, gewichtstragenden Gelenke fördern. Reaktive Arthritiden können durch Erkältungen oder andere Infektionen hervorgerufen werden. Das Auftreten weichteilrheumatischer Beschwerden wie Muskelverspannungen und -schmerzen kann unter Umständen durch Konfliktsituationen im Beruf oder Familienleben begünstigt werden.

Kennen Sie die Ursachen Ihrer Erkrankung, können Sie aktiv dagegen angehen – Sei es durch eine Ernährungsumstellung, durch gezielte Ausgleichsgymnastik oder durch das Erlernen von Entspannungstechniken. Im nächsten Schritt geht es darum, die diagnostizierte Erkrankung optimal zu behandeln. Die Bandbreite der therapeutischen Möglichkeiten ist so vielfältig wie die rheumatischen Erkrankungsformen. Je nach Krankheitsbild wird eine sinnvoll durchdachte Kombination verschiedener Therapien eingesetzt,

Kennen Sie die Ursachen Ihrer Erkrankung, können Sie in vielen Fällen aktiv dagegen angehen

die sich in ihrer Wirkung gegenseitig unterstützen.

Lassen Sie sich das Behandlungskonzept genau erklären, damit Sie verstehen, warum Ihr Arzt bestimmte Therapien verordnet und wie sie wirken.

In Betracht kommen verschiedene Arten von Medikamenten, physikalische Anwendungen, operative Eingriffe, Psycho- und Kurorttherapien. Ergänzend können auch verschiedene Naturheilverfahren eingesetzt werden. Lassen Sie sich von Ihrem Hausarzt oder einem Spezialisten beraten. Entscheidend ist, dass bei rheumatischen Erkrankungen die Therapie konsequent und oft auch lebenslänglich beibehalten werden muss. Unbegründete Therapiepausen oder eigenmächtige Therapieabsetzungen führen nicht selten zu einem Fortschreiten der Erkrankung und damit zu chronischen Schmerzen und Behinderungen.

Denken Sie daran, wenn Sie eine Therapie nicht gut vertragen, gibt es auch Alternativen. Sie sollten sich nie als hilfloses Opfer Ihrer Krankheit sehen, sondern immer aktiv mithelfen und mit Ihrem Arzt gemeinsam an der stetigen Verbesserung Ihres Zustandes arbeiten.

Bei rheumatischen Erkrankungen ist es besonders wichtig, die Therapie konsequent durchzuführen

Keine Behandlungserfolge ohne Mithilfe

- Jeder Arzt ist bei allen Diagnostik- und Therapiemaßnahmen auf die Mithilfe des Patienten angewiesen.

- Informieren Sie sich eingehend über die Ursachen und die verschiedenen Therapiemöglichkeiten Ihrer Erkrankung.

- Zeigen Sie Bereitschaft, notwendige Therapieentscheidungen, aber auch vorbeugende Maßnahmen mitzutragen. Dazu gehören insbesondere die Beeinflussung des Körpergewichtes, eine ausgewogene, gesunde Ernährung und ausreichende Bewegung.

Haltungsfehler vermeiden

Haltungsfehler sind relativ häufige Ursachen für frühzeitige Abnutzungserscheinungen im Bereich der Wirbelsäule und der Gelenke. Achten Sie daher immer auf die **richtige Körperhaltung.**

Eine unphysiologische Körperhaltung führt zu Muskelverspannungen und damit zu Störungen der Allgemeinbefindlichkeit. Die Wirbelsäule ist beim Sitzen, Gehen oder Stehen möglichst gerade zu halten. Um das zu Erreichen muss beim Heben von Lasten das Gewicht dicht an den Körper herangezogen werden. Gehen Sie nach Möglichkeit zum Greifen der Last in die Knie und richten Sie sich beim Anheben gerade auf. Auch beim Sitzen ist auf einiges zu achten. Ein zu weiches Sitzen schadet der Wirbelsäule. Die Sitzmöbel sollten über einen Lendenwulst verfügen, so dass die Lendenwirbelsäule abgestützt wird. Auch hier ist eine möglichst gerade Haltung der Wirbelsäule erforderlich – außerdem sollten Sie auf dynamisches, das heißt abwechslungsreiches Sitzen Wert legen.

Sich richtig ernähren

Durch eine ausgewogene und gesunde Ernährung können Sie die Behandlung unterstützen. Also weniger Fleisch und Fett, dafür mehr Obst und Gemüse – und lassen Sie sich dabei nicht von irgendwelchen Spezial-Diäten beirren, die zur Zeit in Mode sind. Es gilt immer die Faustregel, dass Extremdiäten einer ausgeglichenen Ernährung meist entgegenstehen und insbesondere bei längerer Anwendung schädlich sind.

Bei vielen Diätkonzepten ist größte Vorsicht geboten. Beraten Sie sich auf jeden Fall mit Ihrem Hausarzt oder einem geschulten Ernährungsberater.

Trotz vieler gegenteiliger Aussagen gibt es leider auch keine spezielle Rheumadiät. Zwar haben Fastenkuren, insbesondere bei der chronischen Polyarthritis, in Einzelfällen zu einer Besserung der Erkrankung geführt, aber um den Preis der nur kurz anhaltenden Wirkung und der weiteren Verschlechterung des Eiweißstoffwechsels. Gerade die Eiweiße sind die wichtigsten Gerüststrukturen unserer Zellen und für den Aufbau der Enzyme wichtig.

Auch bei übergewichtigen Patienten sind solche Fastenkuren nicht zu empfehlen, wenn auch der dringende Rat zur Gewichtsnormalisierung einen Sinn hat. Nur durch die langfristige Reduktion der Kalorien ist eine allmähliche Gewichtsabnahme zu erreichen. Essen Sie deshalb be-

Lassen Sie sich vor einer Ernährungsumstellung ausführlich beraten

wusst und langsam. Rasches Essen führt meist zu einem verzögerten Sättigungsgefühl, sodass die Kalorienaufnahme viel höher ist. Eine ballaststoffreiche Ernährung kann mithelfen, ein lang anhaltendes Sättigungsgefühl zu erreichen.

Nun noch ein paar Worte zur Ernährung bei Gicht und Osteoporose.

In vielen Fällen wäre es möglich, durch eine sinnvoll zusammengestellte Kost Gichtanfälle zu verhindern.

Gichtanfälle können durch eine sinnvoll zusammengestellte Kost in vielen Fällen verhindert werden

Die empfohlene Kost bei Gicht entspricht im Großen und Ganzen den allgemeinen Empfehlungen für eine gesunde Kost: viel frisches Obst, Gemüse und Salat, mehr Vollkornprodukte, weniger Fleisch (insbesondere Innereien), Fett, Zucker und Alkohol.

Purinreiche Nahrungsmittel sollten Sie möglichst selten zu sich nehmen. Vor allem in tierischen Produkten, Innereien und Hülsenfrüchten (Linsen, Erbsen, weiße Bohnen) sind reichlich Purine enthalten, die im Körper zu Harnsäure abgebaut werden. Bei hohen Konzentrationen von Harnsäure im Blut lagert sie sich in Form von Kristallen insbesondere in Gelenken ab und führt dort durch einen Fremdkörperreiz zu schmerzhaften Entzündungsattacken.

Darüber hinaus ist es wichtig, den Konsum von alkoholischen Getränken zu reduzieren, da Alkohol die Harnsäureausscheidung über die Nieren hemmt. Die Entwicklung einer Osteoporose wird durch eine ungenügende Aufnahme von Kalzium begünstigt. Es ist darum wichtig, genügend Kalzium mit der Nahrung aufzunehmen. Milch und Milchprodukte wie Joghurt oder Käse sind hierfür besonders geeignet. Darüber hinaus gelten auch bei der Osteoporose die eben genannten allgemeinen Empfehlungen für eine gesunde Kost.

Sich bewegen

Ganz nach dem Motto „Wer rastet, der rostet" sollte jeder auf ausreichende körperliche Aktivität achten. Bewegung verbessert die Durchblutung von Muskulatur und Gelenken und sorgt damit für eine Nährstoffversorgung des Knorpels. Nach Möglichkeit sollte täglich ein Übungsprogramm absolviert werden, das der körperlichen

Situation angepasst sein muss. Nur bei einer ganz akuten Erkrankung ist manchmal eine Schonung zwingend notwendig. Sobald aber die Schmerzen und die Entzündung in den entsprechenden Gelenken nachlassen, sollte mit einer leichten Gymnastik begonnen werden, die dann entsprechend steigerbar ist. Bei entzündeten Gelenken sind vor den Übungen oft Kältepackungen hilfreich, während sich bei nichtentzündeten Gelenken eine Aufwärmung empfiehlt. Dies kann entweder in Form einer Duschbehandlung oder eines warmen Vollbades erfolgen. Auch Trockenbürstungen sind möglich. Wenn es der körperliche Zustand erlaubt, ist natürlich auch eine sportliche Betätigung wünschenswert, die günstigerweise im Freien erfolgen sollte. Sonnenlicht verbessert insbesondere bei älteren Menschen die Knochenmasse durch eine Aktivierung des Vitamin D.

Bei entsprechenden Behinderungen, insbesondere im Bereich der unteren Extremitäten, sollten Sie auf richtiges Schuhwerk achten und bei Bedarf auf eine Gehhilfe zurückgreifen. Das Laufen auf weichem Waldboden oder auch Sandboden reduziert die Schmerzen in den behinderten Gelenken. Auch Radfahren ist geeignet, da es insbesondere für die Knie- und Hüftgelenke entlastend wirkt. Schwimmen ist ebenfalls eine günstige Sportart, da die Auftriebskräfte des Wassers die Gelenke schonen.

Medikamentöse Therapie

Die Gabe von Arzneimitteln ist eine der Therapiesäulen bei der Behandlung von rheumatischen Erkrankungen. Die Anwendung der verschiedenen medikamentösen Therapieformen hängt ganz entscheidend von den Ursachen und dem Verlauf der rheumatischen Erkrankung ab. Im Allgemeinen erhofft sich jeder Patient mit rheumatischen Beschwerden von dem eingesetzten Medikament eine Heilung – dies ist aber nicht bei allen rheumatischen Erkrankungen möglich. Bei chronischen Erkrankungen verhindern diese Medikamente in erster Linie das Fortschreiten der Erkrankung oder lindern bestehende Beschwerden.

Die im Folgenden näher beschriebenen Medikamente werden bei rheumatischen Erkrankungen relativ häufig verwendet:

- kortisonfreie Schmerzmedikamente,
- Kortisonpräparate,
- langsam wirkende Antirheumatika,
- Osteoporosepräparate,
- Knorpelschutzpräparate,
- Gichtpräparate,
- äußerlich anwendbare Mittel.

Verschiedene Medikamente kommen bei der Therapie rheumatischer Erkrankungen zum Einsatz

Kortisonfreie Schmerzmedikamente

Diese Mittel haben in ihrer chemischen Struktur keine Ähnlichkeit mit Kortikoiden. Es wird deshalb auch oft von so genannten nichtsteroidalen Antirheumatika gesprochen, gerade um die Abgrenzung zu den Steroiden (Kortisonpräparaten) herauszustellen. Wesentliche Einsatzgebiete der kortisonfreien Schmerzmedikamente sind:

- die entzündlichen rheumatischen Erkrankungen wie die chronische Polyarthritis, die Arthritis bei Schuppenflechte, die Bechterewsche Erkrankung oder auch die juvenile chronische Arthritis,
- Abnutzungserkrankungen wie die Arthrose, bei der eine gleichzeitige Begleitentzündung besteht und
- Wirbelsäulenerkrankungen, die mit akuten Hexenschuss- oder Ischiasbeschwerden einhergehen.

Nichtsteroidale Antirheumatika (NSAR) wirken teilweise auch entzündungshemmend und schmerzlindernd. Weniger geeignet sind diese Medikamente folglich bei nichtentzündlichen rheumatischen Erkrankungen wie Weichteilrheumatismus und Schmerzzuständen, bei denen keine Begleitentzündung vorliegt.

Nebenwirkungen: Kortisonfreie Schmerzmittel führen zwar zu einer raschen Schmerzlinderung, weisen aber auch eine Reihe von Nebenwirkungen auf. Hier sind insbesondere die Folgen auf den Magen-Darm-Kanal hervorzuheben. Bei ungezielter Einnahme und gleichzeitiger Verord-

Wissenswertes über kortisonfreie Schmerzmedikamente

■ Die Verordnung dieser Präparate muss immer individuell erfolgen und der Krankheitssituation angepasst sein.

■ Eine feste schematische Dosierung ist wenig hilfreich. Besser ist die Beachtung der Schmerzhöhepunkte und das Eingehen auf tageszeitliche Schwankungen.

■ Bei ungenügender Wirkung dieser Präparate sollte die Diagnose überprüft werden.

nung von Kortisonpräparaten können schmerzlose Magengeschwüre und Blutungen auftreten. Weiterhin werden unerwünschte Wirkungen auf das zentrale Nervensystem beobachtet. Dazu zählen Kopfschmerzen, Müdigkeit, Schwindel oder auch Störungen der Fahrtauglichkeit. Überempfindlichkeitsreaktionen gegen diese Arzneimittel können sich auch als allergische Hauterscheinungen bemerkbar machen.

Vorsicht: Bei der gleichzeitigen Einnahme von anderen Medikamenten sind Wirkungsveränderungen möglich. Das ist besonders unerwünscht, wenn etwa Medikamente in ihrer Wirkung verstärkt werden, die die Blutgerinnung herabsetzen. Auch Medikamente für den Blutdruck und die Diabeteseinstellung können in ihrer Wirkung verändert werden. Sie sollten deshalb bei der Einnahme kortisonfreier Schmerzpräparate immer ihren Hausarzt befragen, ob sich diese Medikamente mit den bereits verordneten vertragen. Unerwünschte Wirkungen von Arzneimitteln können Sie auch dadurch weitgehend vermeiden, dass Sie sich strikt an die Verordnung Ihres Arztes halten und die Dosis nicht eigenmächtig erhöhen. Durch eine Steigerung der Dosierung ist im Allgemeinen keine weitere Wirkungszunahme zu erwarten, die Nebenwirkungen werden sich dagegen deutlich erhöhen. Haben Sie das Gefühl, dass Ihre Medikamente nur ungenügend wirken, wenden Sie sich an Ihren Arzt. Hat sich Ihre spezifische Erkrankungssituation geändert, wird er die therapeutischen Maßnahmen neu festlegen.

Unerwünschte Wirkungen von Medikamenten können weitgehend vermieden werden, wenn die Anordnungen des Arztes strikt eingehalten werden

Kortisonpräparate

Diese Medikamente haben sich seit ihrer ersten Synthese durch Reichstein im Jahre 1938 trotz aller Vorbehalte heute einen ganz festen Platz in der Rheumatologie erobert. Zahlreiche neue Erkenntnisse über Wirkungen und natürlich auch Nebenwirkungen haben die Diskussion um ihren Einsatz wesentlich entschärft. Durch ihren entzündungshemmenden Effekt sind sie heute bei der Behandlung entzündlicher rheumatischer Erkrankungen nicht mehr wegzudenken. Sie nehmen eine Art Zwischenstellung zwischen den bereits genannten kortisonfreien Präparaten und den langsam wirkenden Antirheumatika ein.

Die Anwendung der Kortikoide ist systemisch (den ganzen Organismus erfassend) über Tabletten und Spritzen und auch lokal als Gelenkinjektion möglich. Insbesondere bei kleinen Gelenken wie Finger-, Zehen-, Hand- und Sprunggelenken empfiehlt sich eine intraartikuläre Verabreichung (in das Gelenk) – die entzündungshemmende Wirkung hält dabei relativ lang an.

Kortisontabletten sollten frühmorgens zwischen sechs und acht Uhr eingenommen werden, damit die körpereigene Kortisonproduktion durch die Nebennierenrinde möglichst wenig beeinträchtigt wird.

Nebenwirkungen: Bei der Anwendung von Kortisonpräparaten entstehen Nebenwirkungen in Abhängigkeit von der Höhe der Dosierung und der Dauer der Verordnung. Dazu gehören neben der Beeinflussung der Nebennierenrindenfunktion vor allem die Entstehung der Osteoporose, die Verschlechterung des Stoffwechsels bei Diabetikern sowie ein erhöhtes Infektionsrisiko. In vielen Fällen kommt es zu einer Steigerung des Appetits und entsprechender Gewichtszunahme.

Zu einer Beeinflussung des Knochenstoffwechsels (Osteoporose) kann es kommen, weil Kortisonpräparate die Resorption von Kalzium über den Darm vermindern. So ist vor allem eine verstärkte Entkalkung der Wirbelkörper und der langen Röhrenknochen möglich.

Wirkungen auf den Stoffwechsel bei Diabetikern zeigen sich in einer Erhöhung der Blutzuckerwerte. Dies macht eine Neueinstellung mit blutzuckersenkenden Tabletten oder Insulininjektionen notwendig.

Kortisonpräparate haben sich in der Therapie von rheumatischen Erkrankungen bewährt

Da die Nebennierenrindenfunktion beeinträchtigt wird, ist es wichtig, bei längerer Kortisontherapie vor Absetzen des Präparates eine Bestimmung des körpereigenen Kortisonspiegels vorzunehmen. Dies ist nötig, um eventuell auftretende Probleme wie eine ungenügende Stressreaktionsfähigkeit der Nebenniere rechtzeitig zu erkennen. Wenn das Präparat längere Zeit eingenommen wurde, sind bei einem zu schnellen Absetzen auch Kortisonentzugssymptome möglich, die sich in plötzlichen Muskel- und Gelenkschmerzen äußern können.

Langsam wirkende Antirheumatika (LWA)

Diese so genannten Basistherapeutika sind Substanzen, die in den Krankheitsablauf der entzündlichen rheumatischen Erkrankungen eingreifen und auch langfristig die Entzündung unterdrücken helfen. Sie beeinflussen nicht die Ursache der Erkrankung, können jedoch nach einer entsprechenden Anlaufzeit zu einer Unterdrückung der Wucherung der entzündeten Gelenkinnenhaut führen. Die Voraussetzung für die Einleitung einer Therapie mit den langsam wirkenden Antirheumatika ist eine gesicherte Diagnose. Der Wirkungseintritt der verschiedenen Präparate ist unterschiedlich lang. Er reicht von wenigen Wochen bei Methotrexat bis zu einigen Monaten bei den Goldpräparaten. Durch ihre Wirkung auf die entzündlich veränderte Gelenkinnenhaut üben sie einen Knorpelschutz aus und verhüten

Die Nebenwirkungen von Kortisonpräparaten in Grenzen halten:

- Regelmäßige Kontrollen von Körpergröße und -gewicht.

- In regelmäßigen Abständen Blutdruck, Blutzucker, Urin und Elektrolyte im Blutserum bestimmen lassen.

- Bei Magenbeschwerden den Arzt aufsuchen.

- Nicht eigenmächtig die Kortisondosis verändern.

- Günstigste Einnahmezeit ist früh am Morgen, zwischen 6 und 8 Uhr.

Bevor langsam wirkende Antirheumatika verordnet werden, muss die Diagnose gesichert sein

eine weitere Gelenkzerstörung. Als besonders wirksam gilt zur Zeit das häufig eingesetzte Methotrexat, das bei zwei Drittel der Patienten mit einer rheumatoiden Arthritis und einer Arthritis bei Schuppenflechte zu einer deutlichen Unterdrückung der Entzündung führen kann. Das zeigt sich an einer Verbesserung des Bewegungsumfanges der Gelenke, der Abnahme der Morgensteifigkeit und einer deutlichen Verbesserung der allgemeinen körperlichen Befindlichkeit.

So genannte Basismedikamente sollten möglichst frühzeitig eingesetzt werden

Der Einsatz der in den Krankheitsablauf eingreifenden Basismedikamente sollte möglichst frühzeitig erfolgen, denn nur so sind Knorpel- und Knochenschädigungen zu begrenzen. Bekannte Präparate dieser Medikamentengruppe sind Gold, Azulfidine, Imurek und das bereits erwähnte Methotrexat. Trotz gewisser positiver Beeinflussungsmöglichkeiten erfüllen viele Präparate nicht in jedem Fall alle in sie gesetzten Erwartungen. Weltweit wird an verschiedenen Neuentwicklungen gearbeitet, um noch effektivere und nebenwirkungsärmere langsam wirkende Antirheumatika zu erhalten.

Nebenwirkungen: Da diese Mittel etliche Nebenwirkungen haben, bedarf die Behandlung einer laufenden ärztlichen Überwachung des Patienten. Die Nebenwirkungen und die Kontrolluntersuchungen richten sich dabei nach der Art der verordneten Basismedikamente. Nebenwirkungen lassen sich

- an der Haut,
- an den Schleimhäuten,
- der Leber,
- der Niere,
- der Lunge sowie
- am Blutbild erkennen.

Allerdings bilden sie sich bei frühzeitigem Erkennen und sofortigem Absetzen des verursachenden Medikamentes zurück.

Osteoporosepräparate

Aufgrund der stetig steigenden Lebenserwartung gewinnt die Behandlung der Osteoporose eine immer größere Bedeutung. Die Arzneimitteltherapie besteht zunächst in der ausreichenden Zufuhr des Knochenbausteins Kalzium sowie in der Verabreichung von Vitamin D. Hinzu kommen Präparate, die den weiteren Knochenabbau hemmen sollen.

Dazu gehören vor allem die weiblichen beziehungsweise männlichen Geschlechtshormone sowie Bisphosphonate. Für den Knochenaufbau werden vor allem Fluoridpräparate eingesetzt.

Als ergänzende Therapiemaßnahme kann die Gabe von Schmerzmedikamenten sinnvoll sein.

Knorpelschutzpräparate

Knorpelschutztherapie wird in der Presse oft als Wundertherapie bezeichnet. Es ist jedoch Zurückhaltung geboten, da mit einer gewissen Wirkung nur sehr bedingt in der Frühphase der Knorpelschädigung gerechnet werden kann. Für die so genannten Knorpelschutzsubstanzen werden unterschiedliche Angriffspunkte angegeben. Einige wirken an den Knorpelzellen, indem die Ernährung der Zellen verbessert beziehungsweise eine Hemmung der knorpelabbauenden Enzyme erreicht werden soll. Andere sollen eine Verbesserung der Beschwerden durch einen Schutzfilm auf der Knorpeloberfläche herbeiführen. Ob die Anwendung der so genannten Knorpelschutzpräparate überhaupt sinnvoll ist, wird immer wieder kontrovers diskutiert. Entscheidend für die Wirksamkeit der Mittel dürfte der Zeitpunkt ihres Einsatzes sein.

Gichtpräparate

Die Gicht ist eine der häufigsten Stoffwechselerkrankungen. Ihr liegt eine Erhöhung der Harnsäure zugrunde. Harnsäurekristalle werden bei einer Übersättigung im Blut in den Gelenken und Schleimbeuteln abgelagert und führen hier zu einer heftigen Entzündungsreaktion. Andere Orte der Kristallablagerung sind die Niere und der Ohrknorpel. Über 90% der Betroffenen sind Männer, älter als 30 Jahre. Frauen vor der Menopause erkranken dagegen extrem selten.

Der akute Gichtanfall beginnt meist nachts mit starken Schmerzen und ausgeprägter Schwellung. Besonders wirksam ist hier der Einsatz des Colchicins (Gift der Herbstzeitlose). Etwa 6 bis 8 Stunden nach Einnahme des Präparates sind die Beschwerden beseitigt. Auch der Einsatz von kortisonfreien Schmerz-

Bei einer Gichterkrankung kommt es zur Ablagerung von Harnsäurekristallen im Körper

präparaten kann den Gichtanfall lindern helfen.

Um eine langfristige Beschwerdefreiheit zu erreichen, müssen die Betroffenen jedoch ihre Lebensweise und ihr Verhalten ändern. Wichtig sind dabei vor allem die Reduktion des Körpergewichts, eine Steigerung der körperlichen Aktivität sowie eine entsprechende purin- und energiearme sowie ballaststoffreiche Kost. Werden die Hinweise nicht befolgt, entwickelt sich unter Umständen nach mehreren Jahren eine chronische Gicht, die zu einer Zerstörung der betroffenen Gelenke, zu Nierensteinen und Einschränkungen der Nierenfunktion führen kann. Zur medikamentösen Behandlung der Gicht werden Präparate eingesetzt, die den Abbau der Purine (Kernsäuren) zu Harnsäure vermindern beziehungsweise die Ausscheidung über die Nieren beschleunigen.

Bei einer Gichterkrankung kann der Betroffene selbst viel zur Heilung beitragen

Äußerlich anwendbare Mittel

Äußerliche Behandlungen sind dann sinnvoll, wenn es durch einen Schmerzreiz zu einer Verspannung der Muskulatur und einer verminderten Durchblutung des Unterhautfettgewebes gekommen ist. Die schmerzhaften Hautzonen werden dann durch eine lokale Überwärmung, zum Beispiel mit Packungen aus Moor oder Heilschlamm, behandelt. Geeignet sind auch Salben, Gele oder Cremes, die auf die schmerzhaften Muskelbezirke aufgetragen werden und durch eine lokale Mehrdurchblutung zu einer Linderung der Schmerzen führen.

Daneben gibt es auch Gele und Salben mit einer entzündungshemmenden Wirkung, die auch auf entzündete Gelenke aufgetragen werden können. Sie eignen sich eher für kleine Gelenke, bei denen nur eine kleine Eintrittsstrecke bis zum Gelenk vorliegt. Es handelt sich dabei zumeist um kortisonfreie Schmerzmedikamente, die eine gute Ergänzung zu anderen Präparaten bieten.

Physikalische Maßnahmen

Die physikalische Therapie ist bei allen Erkrankungen des Bewegungs- und Stützapparates ein unverzichtbarer Teil der Behandlung. Die generelle Wirksamkeit dieser Maßnahmen ist nachgewiesen worden, obwohl sich einzelne Therapiewirkungen bei den jeweiligen physikalischen Verfahren nicht immer wissenschaftlich begründen lassen. Wie bei allen anderen Therapiesäulen der Rheumatologie ist auch hier eine exakte Diagnosestellung notwendig. Indikationen und Kontraindikationen müssen genau abgewogen werden. Eine Kombination der verschiedenen Behandlungsformen muss ganz individuell auf den Patienten zugeschnitten sein. Bei ungenügendem Therapieerfolg einer physikalischen Behandlung sollte die Diagnose wie auch die einzelne Anwendung überprüft werden. Bei jeder physikalischen Therapie ist darum eine aktive Mithilfe des Patienten in Form von Rückmeldungen über den Behandlungserfolg erforderlich. Erweist sich eine Einzelmaßnahme als wenig verträglich, müssen sowohl der Krankengymnast als auch der behandelnde Arzt darauf hingewiesen werden. Nebenwirkungen sind jedoch kaum zu erwarten. Die entsprechende Reiz- und Reaktionsbehandlung kann allerdings vorübergehend besonders belastend sein, sodass dann im Einzelfall auch eine Reduktion von Therapieanwendungen empfehlenswert ist.

Zu den physikalischen Maßnahmen zählen

- die Bewegungstherapie,
- die Wärme- und Kältetherapie,
- die Massage- und Reflextherapie,
- die Elektrotherapie,
- die manuelle Therapie und
- die Ergotherapie.

Bewegungstherapie

Die Krankengymnastik ist bei allen krankhaften Prozessen des Stütz- und Bewegungsapparates ein unverzichtbarer Bestandteil der Rheumatherapie. Entscheidend bleibt die Motivation des Patienten, da der Erfolg nicht nur von der guten Anleitung, sondern auch von der Umsetzung des Gelernten im Alltag abhängt. Wichtige Ziele der Krankengymnastik, ob vorbeugend oder behandelnd, bestehen in der Haltungs- und Gangschulung, der Koordinations- und Geschicklichkeitsschulung und der Beseitigung von muskulären Missverhältnissen zwischen einzelnen Muskelgruppen. Bei gelenkerkrankten Menschen kommt natürlich auch die Beseitigung von Funktionsdefiziten hinzu, vor allem die Vermeidung beziehungsweise Beeinflussung von Gelenkfehlstellungen und Muskelverkürzungen. Bei Letzteren ist der Muskelaufbau durch gezielte Übungen besonders wichtig.

Für den Erfolg dieser Therapie ist eine regelmäßige Durchführung der Bewegungsübungen (mindestens drei- bis viermal pro Woche) wichtig.

Krankengymnastische Übungen müssen regelmäßig durchgeführt werden

Wärme- und Kältetherapie

Die Behandlung mit Wärme- und Kältereizen gehört zu den ältesten bekannten Therapien. Jede Wärmezufuhr löst eine Gefäßerweiterung und Stoffwechselstei-

gerung im Bereich von Haut und Muskulatur aus. Unter der Wärmeanwendung kommt es auch zu einer Mitreaktion ortsferner Gefäßregionen. Bei ansteigenden Armbädern kann man zum Beispiel ein angenehmes Wärmegefühl in den Füßen beobachten. Die einzelnen Methoden der Wärmeanwendung richten sich immer nach den gegebenen Voraussetzungen. Unkompliziert ist dabei die Wassertherapie, die Sie auch zu Hause durchführen können. Warme Voll- oder Teilbäder helfen, eine stark verspannte Muskulatur zu lockern. Heiße Rollen, Kompressen und Aufschläge sowie Anwendungen von Moor, Schlamm und Heilerden sind weitere Formen der therapeutischen Erwärmung. Die Wärmetherapie wird bevorzugt bei allen Abnutzungserkrankungen der Gelenke und beim Weichteilrheumatismus eingesetzt.

Eine andere Form der Thermotherapie ist die Anwendung von Kälte. Hilfreich ist ihr Einsatz insbesondere bei Gelenkentzündungen und der Behandlung lokaler Schmerzpunkte. Bei akuten Nervenwurzelreizungen des Rückenmarks führt eine längere Kälteanwendung zur Abschwellung der Nervenwurzeln und damit zur Schmerzlinderung.

Zur Kältetherapie (Kryotherapie) zählen außerordentlich viele Anwendungsformen. Sie reichen vom einfachen Eisbeutel oder Fertigkompressen bis hin zur Kaltlufttherapie oder einer Ganzkörperkältetherapie. Ein sehr einfaches Verfahren stellen die Kältekompressen dar, die als elastische, gelhaltige Beutel angeboten werden. Ihr Arzt oder Physiotherapeut informiert Sie gerne über die richtige Anwendung.

Bei der Ganzkörperkältetherapie halten sich die Patienten in Badekleidung unter Schutz ihrer Nase, Ohren, Finger und Füße bis zu 3 Minuten in so genannten Kältekammern auf. Gute Erfolge bezüglich der Schmerzbeeinflussung und Funktionsverbesserung sind zu beobachten.

Massage- und Reflextherapie

Diese Behandlungsform beruht auf der Anwendung von Druck- und Dehnungsreizen auf die Haut, das Unterhautfettgewebe, die Muskulatur und das Bindegewebe. Massagen aller Art gehören bei den Patienten zu den beliebtesten Methoden. Sie haben bei der Krankengymnastik eine unterstützende Funktion. Wichtige Ziele bei allen Massagen sind die Auflockerung und Entkrampfung der verspannten Muskulatur sowie eine Reduzierung von Bindegewebsverhärtungen in der Haut und im Unterhautfettgewebe.

Die klassische Massage ist durch verschiedene Grifftechniken charakterisiert, wobei zwischen Streichungen, Reibungen, Knetungen, Schüttelungen und Klopfungen unterschieden wird. Bei entzündlichen Erkrankungen, schweren Gefäßveränderungen und Hauterkrankungen sollten Massagen nicht angewendet werden.

Ebenfalls sehr beliebt ist die Unterwasser-Druckstrahlmassage, bei der in einer Spezialwanne größere Muskelgruppen durch die Wirkung des Wasserstrahles gelockert werden. Unverzichtbar ist hier die Mitarbeit des Patienten, da dessen subjektives Empfinden die Dosierung des Wasserstrahles steuern hilft. Bei dieser Methode stehen die entspannende Wirkung des Wassers und der mechanische Effekt des Wasserstrahles im Vordergrund.

Bei der klassischen Massage kommen verschiedene Grifftechniken zum Einsatz

Eine wichtige Reflexzonentherapie stellt die Bindegewebsmassage dar. Hierbei kommt es zu einer reflektorischen Fernwirkung auf innere Organe. Andere Reflexzonenmassagen wie die Segmentmassage oder die Fußsohlenreflexmassage verfolgen ähnliche Ziele.

Elektrotherapie

Man unterscheidet hierbei je nach Frequenzbereich des angewendeten elektrischen Stromes drei Bereiche:

- die Therapie mit Gleichstrom,
- die Therapie mit Wechselstrom und
- die Hochfrequenztherapie.

Je nach Frequenzbereich unterscheidet man drei Arten der Elektrotherapie

Die **Therapie mit Gleichstrom** führt oft zu einer deutlichen Schmerzlinderung der erkrankten Gewebsanteile und zu einer Verbesserung des Gewebestoffwechsels. Im Gleichstrom kann man Medikamente wandern lassen, wobei diese Kombination von Elektro- und Pharmakotherapie als Iontophorese bezeichnet wird. Medikamentenlösungen, Gele oder Salben werden unter einem Pol gelagert, sodass beim Anlegen des Stromes die Wirkstoffe gut in die Tiefe des Gewebes eindringen können. Bestimmte Medikamente sind dafür besonders geeignet.

Die eigentliche Reizstrombehandlung umfasst die **Therapie mit nieder- und mittelfrequenten Wechselströmen.** Es kommt zu einer direkten Reizung der Muskelfasern und einer indirekten Reizung der dazugehörigen Nerven, was zu einer Muskelkräftigung beitragen kann. Je nach der Stromstärke können unterschiedlich starke Muskelkontraktionen ausgelöst werden. Daneben lassen sich durch diese Therapieform Schmerzen lindern, da es durch mehrfache Anwendungen des Stromes zu einer Ermüdung von schmerzleitenden Nervenfasern kommt.

Bei der **Hochfrequenztherapie** wird Energie in Wärme umgewandelt. Durch die Aufnahme der Energie ins Gewebe erzielt man eine entsprechende Temperatursteigerung mit einer verbesserten Muskeldurchblutung und damit auch eine Schmerzlinderung. Diese Methode hat im Allgemeinen bei Abnutzungserkrankungen ihre Bedeutung.

Manuelle Therapie

Sie dient der Wiederherstellung eines geordneten Gelenkspieles durch die Lösung von Blockierungen. Funktionelle Störungen im Bereich der Wirbelsäule und der peripheren Gelenke können durch sachgerechte Anwendung verringert werden. Diese Behandlung sollte von speziell ausgebildeten und geübten Therapeuten durchgeführt werden. Jede Blockierung stellt eine gewisse Schutzfunktion für ein krankes Gelenk dar. Deshalb ist eine gezielte Voruntersuchung notwendig, um etwaige entzündliche Erkrankungen, Tumorerkrankungen, Osteoporose oder andere Veränderungen auszuschließen. In diesen Fällen sind Manipulationen eher schädlich, da eine weitere Zerstörung der bereits erkrankten Strukturen möglich ist.

Ergotherapie

Die Ergotherapie und die aktive Krankengymnastik ergänzen sich in der Behandlung von Erkrankungen des Bewegungs- und Stützsystems. Bei vielen rheumatischen Erkrankungen sind insbesondere die Funktionen von Finger- und Handgelenken gestört. Die Einschränkung der Handgebrauchsfähigkeit führt oft zu einer Verminderung der Lebensqualität.

Die Ergotherapie dient speziell dem Erhalt und der Wiederherstellung der Funktion der oberen und unteren Extremitäten. Ziele der Therapie sind eine Verbesserung der Gelenkfunktion und eine Verringerung des Schmerzes bei allen alltäglichen Verrichtungen.

Wichtige Bestandteile der Therapie sind

- die Gelenkschutzberatung,
- das Selbsthilfetraining,
- das Funktionstraining der erkrankten Gelenke und
- das berufsorientierte Training.

Im Rahmen des **Gelenkschutztrainings** wird gezeigt, wie die erkrankten Finger und Handgelenke vor einer Fehlbelastung und Überbeanspruchung geschützt werden können. Dabei soll der ökonomische Krafteinsatz unter Berücksichtigung einer richtigen Körperhaltung geschult werden.

Das **Selbsthilfetraining** soll die Betroffenen in die Lage versetzen, alle Aktivitäten des tägli-

Ziele der Ergotherapie sind die Verbesserung der Gelenkfunktion und die Schmerzverringerung bei alltäglichen Verrichtungen

chen Lebens möglichst selbstständig durchzuführen. Es werden zahlreiche Hilfsmittel für die eigenständige Durchführung der Körperhygiene, die Erleichterung der Essensaufnahme und die Verbesserung der Mobilität vorgestellt, die den Tagesablauf bei einer Behinderung erleichtern können.

Das **Funktionstraining** setzt eine genaue Befundanalyse der Gelenke voraus. Kraftmessungen und die Überprüfung der Greiffunktion sind notwendig. Verschiedene Methoden werden zur Verbesserung der Gelenkfunk-

tion verwandt. Dazu gehören Weben, Hobeln, Flechten, Tonarbeiten, Kneten, Zeichnen und Steckspiele.

Insbesondere handwerkliche Tätigkeiten wie Flechten und Knüpfen verbessern die Fingerbeweglichkeit, wobei aber entsprechende Gelenkschutzmaßnahmen zu beachten sind.

Das **berufsorientierte Training** soll den Betroffenen auf die Wiedereingliederung ins Berufsleben vorbereiten. Hier geht es vor allem darum, die wiedererlangten Funktionen im Berufsalltag anzuwenden.

Kurorttherapie

Unter einer Kurorttherapie versteht man die Anwendung von ortsgebundenen natürlichen Heilmitteln beziehungsweise Kurmitteln, mit denen man eine Linderung chronischer Leiden erreichen möchte. Als bewährte natürliche Heilmittel gelten Moore, Schlamme, Schlicke und Heilerden, Heilwässer mit unterschiedlichen Inhaltsstoffen sowie Thermen.

Eine große Bedeutung hat die kurörtliche Behandlung bei chronischen rheumatischen Erkrankungen. Dabei wird versucht, die vorhandenen Funktionsreserven auszubauen und eine physische und psychische Stabilisierung zu erreichen. Wichtig ist aber auch, dass neben den natürlichen Heilmitteln auch die Entlastung des Patienten von seinen psychischen und physischen Alltagsbelastungen, das Erlernen einer gesunden Ernährung sowie der Aufbau neuer sozialer Kontakte zum Heilerfolg beitragen helfen. Besonders hilfreich ist eine Kurorttherapie bei Abnutzungserkrankungen wie degenerativen Gelenk- und Wirbelsäulenleiden, weichteilrheumatischen Beschwerden und inaktiven entzündlichen rheumatischen Erkrankungen.

Die Anwendung der verschiedenen Kurmittel war schon im Altertum weit verbreitet und hat jetzt im 20. Jahrhundert auch eine wissenschaftliche Aufarbeitung erfahren. Besonders beliebt sind an natürlichen Heilmitteln die so genannten Peloide (Moore, Schlamme, Heilerden), die als Packungen oder Bäder angewandt werden. Die hohe Wärmebindung lässt eine langsame, gleichmäßige Wärmeübertragung zu, sodass eine Entspannung der Muskulatur und der Sehnenansätze erreicht wird. Auch bei den verschiedenen Heilwässern in Form von Schwe-

fel-, Mineral- oder Radiumbädern ist durch die regelmäßige Anwendung eine günstige vegetative Umstimmung und eine Entlastung des Stütz- und Bewegungsapparates zu erwarten. Eine moderne Kurorttherapie wird im Rahmen der stationären Rehabilitation, einschließlich der Anschlussheilbehandlung durch eine optimale medizinische und menschliche Betreuung versuchen, eine bestmögliche soziale und berufliche Wiedereingliederung des Patienten zu erreichen. Dies betrifft insbesondere Patienten nach schweren Erkrankungen und Verletzungen oder nach prothetischer Versorgung im Rahmen von Gelenk- beziehungsweise Bandscheibenoperationen. Möglich ist auch eine ambulante wohnortnahe Rehabilitation. Dabei entfallen jedoch die teilweise günstigen Effekte des Orts- und Klimawechsels. Auch müssen die täglich anfallenden Wege zur entsprechenden Betreuungseinrichtung in Kauf genommen werden.

Eine stationäre Rehabilitation hat die bestmögliche berufliche und soziale Wiedereingliederung zum Ziel

Naturheilverfahren

Der Wunsch nach einer Behandlung mit Naturheilverfahren spielt heute bei vielen Menschen eine immer größer werdende Rolle. Die hier aufgeführten Methoden unterstützen die schulmedizinischen Verfahren und sind somit eine wichtige Ergänzung der Therapie.
Die natürlichen Kräfte Licht, Luft, Wasser, Erde, Wärme und Kälte, Bewegung und Ruhe sowie Nahrungszufuhr und Nahrungsenthaltung können positive natürliche Wirkfaktoren sein. Der Einsatz der Naturheilverfahren ist deshalb besonders sinnvoll bei der Beeinflussung von Befindensstörungen, funktionellen Erkrankungen, aber auch in der Vorsorge und in der langfristigen Nachbehandlung.

Naturheilverfahren sind eine wichtige Ergänzung der schulmedizinischen Therapie

Vitamine und Mineralstoffe

Vitamine und **Spurenelemente** werden in ihren Wirkungen häufig unterschätzt. Das Hauptargument gegen zusätzliche Gaben lautet:

In einer abwechslungsreichen Kost sind bereits genügend Vitamine und Mineralstoffe enthalten. Tatsächlich aber kann man mit der zusätzlichen Gabe einzelner Vitamine und Mineralstoffe gute Wirkungen erzielen:
■ *Vitamin D* ermöglicht die Aufnahme des Knochenbausteins Kalzium über den Darm und den Einbau in das Knochensystem (wichtig bei Osteoporose).
■ Das fettlösliche *Vitamin E* kann in begrenztem Umfang eine weitere Zerstörung des Knorpels und Knochens verhindern, indem es die bei einer Gelenkentzündung freigesetzten aggressiven Sauerstoffradikale abfängt. Hinzu kommt eine Linderung der Schmerzsymptome, sodass auch weniger Schmerzmedikamente benötigt werden. Der Vorteil dieser Therapie liegt in der besonders niedrigen Nebenwirkung; in Einzelfällen kann es zu Beschwerden im Verdauungssystem in Form von Übelkeit kommen.
■ Der Einsatz von *Vitamin C* in der Rheumatologie ist aufgrund bisher fehlender Wirkungen um-

stritten, während *B-Vitamine* in hoher Dosierung bei Nervenschädigungen eingesetzt werden.

▪ Kalzium muss zur Vorsorge, aber auch bei manifester Osteoporose ausreichend aufgenommen werden.

▪ Bei der rheumatoiden Arthritis haben sich neben Vitamin- und Kalziumgaben auch die Verabreichung von Magnesium und Selen als sinnvoll erwiesen.

▪ Die Zufuhr von Fluor ist zum Aufbau der Knochen wichtig.

Enzymtherapie

Enzyme sind Proteine (Eiweiße), die chemische Reaktionen im Organismus beschleunigen. Bei der Behandlung rheumatischer Erkrankungen haben sie einen ähnlichen Stellenwert wie die Vitamine. Nebenwirkungen der Enzyme sind bei hohen Dosen gelegentlich Völlegefühl, Blähungen und Übelkeit. Auch geringgradige allergische Reaktionen können vorkommen, sie bilden sich aber nach Absetzen der Präparate sofort zurück. Ausgangsmaterial für die Enzymgewinnung sind Pflanzen wie der Melonenbaum und tierische

Gewebe wie die Bauchspeicheldrüse des Schweines. Aus diesem Rohmaterial werden in vielen Reinigungsschritten die Enzympräparate hergestellt. Die Wirkung der Enzyme bei rheumatischen Erkrankungen beruht auf ihrer Einflussnahme auf das menschliche Immunsystem. Die Enzyme werden dabei als eine biologisch sinnvolle Ergänzung zu den herkömmlichen Basistherapiemitteln, kortisonfreien Schmerzpräparaten und kortisonhaltigen Mitteln sowie den anderen Therapiesäulen gesehen. Bewährt hat sich die Enzym-

Einsatz von Naturheilverfahren

Naturheilverfahren stellen eine wichtige Unterstützung der schulmedizinischen Therapieverfahren dar und sollten deshalb im Gesamttherapieprogramm rheumatischer Erkrankungen eingeordnet werden.
Der Einsatz der Naturheilverfahren ist besonders dann sinnvoll, wenn die Beeinflussung von Befindensstörungen und funktionellen Erkrankungen im Vordergrund steht.

therapie beim Weichteilrheumatismus und bei den Abnutzungserkrankungen. Bei Weichteilverletzungen und Blutergüssen im Rahmen von Unfällen und in der Sportmedizin ist die Enzymtherapie eine bereits seit vielen Jahren bekannte Behandlungsmöglichkeit.

Akupunktur

Sie nimmt eine Sonderstellung im Rahmen der Naturheilverfahren ein. Sie ist außerordentlich populär und findet eine breite Anwendung in der Behandlung von Schmerzzuständen. Die Akupunktur geht von der Voraussetzung aus, dass sich über bestimmte Punkte an der Körperoberfläche Störungen im Körperinneren beeinflussen lassen.

Die Einwirkung auf die Schmerzpunkte kann dabei in Form der Nadelung, der Pressur (des Druckes) oder auch durch Hitze erfolgen. Einzelne Akupunkturstellen sind im Allgemeinen durch eine hohe Anzahl von Schmerzrezeptoren besetzt, die durch die lokale Einwirkung in ihrer Entladung gebremst werden. Wichtige Anwendungsgebiete für die Akupunktur sind in erster Linie so genannte weichteilrheumatische Schmerzzustände, dazu gehören Sehnenansatzschmerzen (zum Beispiel beim Tennisellenbogen), Sehnenmuskelverspannungen, Bänderschmerzen und Gelenkkapselerkrankungen. Große Zurückhaltung ist aber bei entzündlichen rheumatischen Erkrankungen zu empfehlen, da bei jeder Strukturzerstörung mittels Akupunktur nur Scheinwirkungen zu erzielen sind. Generell gilt für die klassische Akupunktur: Sie kann heilen, was gestört ist – sie kann nicht heilen, was zerstört ist.

Phytotherapie

Über Jahrhunderte war die Phytotherapie (Behandlung mit aufbereiteten Heilpflanzen) die einzige zur Verfügung stehende medikamentöse Therapieform und hat sich bis heute einen gewissen Stellenwert erhalten. Sie gilt als eine risikoarme Anwendung und unterscheidet sich von der rein empirischen Kräuterheilkunde, bei der in Form von Hausmitteln Wirkungen erzeugt werden sollen. Die Phytothera-

Die Akupunktur findet eine breite Anwendung bei der Schmerzbehandlung

pie ist auch eindeutig von der Homöopathie abzugrenzen. Wichtige Pflanzenpräparate sind das Colchicin (dieses Präparat wird aus dem Samen der Herbstzeitlose gewonnen), Capsaicin (aus dem spanischen Pfeffer) sowie Arnica (Auszüge aus Arnikablüten). Diesen Pflanzenpräparaten sind zum Teil ganz spezifische Wirkungen zuzuschreiben. So kann mit dem Colchicin, was als Tropfen oder Dragees zur Verfügung steht, der Gichtanfall gut behandelt werden. Auch mit Cayennepräparaten, Arnica und der Teufelskralle lässt sich ein guter entzündungshemmender und teilweise auch schmerzstillender Effekt bei rheumatischen Erkrankungen erzeugen. Diese Präparate zeigen einen ähnlichen Wirkmechanismus wie die kortisonfreien Schmerzpräparate, sodass die Dosis der letztgenannten Mittel eventuell reduziert werden kann.

Homöopathie

Diese Therapieform verwendet hochverdünnte Arzneizubereitungen, bei denen nur wenige Wirkstoffmoleküle vorhanden sind. Es gibt bislang keinerlei Hinweise auf die Wirksamkeit homöopathischer Behandlungen bei den rheumatischen Erkrankungen. Eventuell durch den Patienten registrierte Wirkungen sind nur als Scheineffekte zu werten. Gefährlich wird diese Therapieform, wenn sie bei fortschreitenden rheumatischen Erkrankungen allein zur Anwendung kommt, da diesen Patienten wissenschaftlich fundierte Therapiemöglichkeiten unter Umständen versagt bleiben.

Kneipp-Therapie

Ein sehr ernst zu nehmendes Naturheilverfahren stellen die Methoden des Pfarrer Kneipp dar. Grundlage dieser Therapie ist die Wasseranwendung in unterschiedlichster Form, kombiniert mit genügend körperlicher Bewegung sowie einer gesunden vollwertigen Ernährung. Bei den Kneippschen Anwendungen finden sowohl einfache Güsse mit drucklosem Wasserstrahl als auch Wickel, Packungen, Waschungen und andere Wasseranwendungen Verwendung. Typisch ist immer wieder der Wechsel zwischen Kälte und Wärme, wobei über die Wassertemperatur

Noch immer gelten Kneipp-Behandlungen als ernstzunehmendes Naturheilverfahren

unterschiedlichste Reize erzeugt werden können. Temperaturen von 8 °C bis 15 °C gelten als sehr kalt und solche zwischen 39 °C bis 40 °C als sehr warm. Entsprechende Abstufungen dazwischen bewirken eine unterschiedliche Reizintensität. Es können sowohl einzelne Körperregionen als auch der ganze Körper behandelt werden. Warme Bäder dienen der Vorwärmung vor jeder aktiven Krankengymnastik. Heublumen-, Moor-, Fichtennadel- oder Birkenrindenbäder können die heilende Wirkung des Wassers verstärken.

Rheumachirurgische Eingriffe

Operative Maßnahmen sind in der Rheumatologie ein notwendiger Teil im Gesamtbehandlungsprogramm. Verschiedene Operationsmöglichkeiten stehen zur Verfügung, unter anderem die **Synovektomie** (Gelenkinnenhautentfernung) und **Tenosynovektomie** (Entfernung des entzündeten Sehnengleitgewebes). Um eine Gelenkzerstörung zu verhindern, sollte frühzeitig die entzündete Synovialis (Gelenkinnenhaut) entfernt werden. Sie ist verantwortlich für die Zerstörung von Knorpel und Knochen im entzündeten Gelenk. Neben der Gelenkinnenhautentfernung ist auch die Beseitigung des entzündeten Sehnengleitgewebes anzustreben. Dieses Gewebe zeigt eine ähnliche Wucherungstendenz wie die Gelenkinnenhaut und kann zur Zerstörung der Sehnen führen. Daneben gibt es auch **rekonstruktive operative Maßnahmen.** Hier werden Sehnenrisse, Gelenkfehlstellungen und abnutzungsbedingte Gelenkzerstörungen durch Ersatzoperationen behandelt. Dazu gehört auch der künstliche Gelenkersatz, die so genannte Endoprothesenimplantation. Diese Operationsmaßnahme kommt immer dann in Frage, wenn durch eine weit fortgeschrittene Gelenkzerstörung die Funktion des Gelenkes gestört ist und der Schmerz bei

Belastung oder auch bereits in Ruhe die Lebensqualität negativ beeinflusst. Endoprothesen werden heute mit gutem Erfolg bei Hüft-, Knie-, Schulter-, und Ellenbogengelenken verwendet. Die größten Erfahrungen hat man bei künstlichen Hüft- und Kniegelenken durch langjährige Anwendungen. Auch im Bereich der Schulter- und Ellenbogengelenke hat sich ihr Einsatz bewährt. So ist insbesondere die Selbstversorgung (das selbstständige Essen, Kämmen und die verschiedenen Körperhygienemaßnahmen) wieder möglich und der Patient benötigt weniger fremde Hilfe.

Obwohl diese Operationsverfahren schon beinahe zu den Routineeingriffen gehören, quälen sich viele Patienten über Jahre mit Schmerzen und Bewegungseinschränkungen und schieben aus Angst vor der Operation die Entscheidung für ein künstliches Gelenk vor sich her. All jenen kann man nur raten, sich gründlich über das Für und Wider des Einbaus eines künstlichen Gelenkes beraten zu lassen und zu bedenken, dass in vielen Fällen der Nutzen und die neu gewonnene Lebensqualität erheblich größer sind als die Risiken. Eine ebenso zögerliche Haltung findet man bei Erkrankungen der Füße.

Der Fuß steht in der Befallshäufigkeit kaum der Hand nach. Ungeachtet dessen wird er sehr häufig vernachlässigt. Nicht zuletzt dadurch, dass er meist durch Strumpf und Schuh verdeckt ist. Bei schweren Vorfußveränderungen, zeigen sich oft erhebliche Verschwielungen unter den Mittelfußköpfchen. Die verschiedenen Zehen zeigen ein ganz unterschiedliches Abweichungsmuster, sodass eine Art „Windmühlenfuß" entsteht. Am Anfang lassen sich solche Vorfußveränderungen noch durch Einlagen und eine regelmäßige Fußgymnastik lindern, später ist aber eine operative Korrektur nicht mehr zu umgehen. In vielen Fällen gehen die Patienten erst sehr spät zum Orthopäden, sodass die Operationserfolge wesentlich geringer ausfallen. Wie bei den Endprotheseoperationen gilt auch hier: Je früher ein nötiger Eingriff erfolgt, umso besser sind die Erfolgsaussichten.

Vorfußveränderungen können im Frühstadium noch durch Einlagen und Gymnastik behandelt werden

81

Leben mit Rheuma

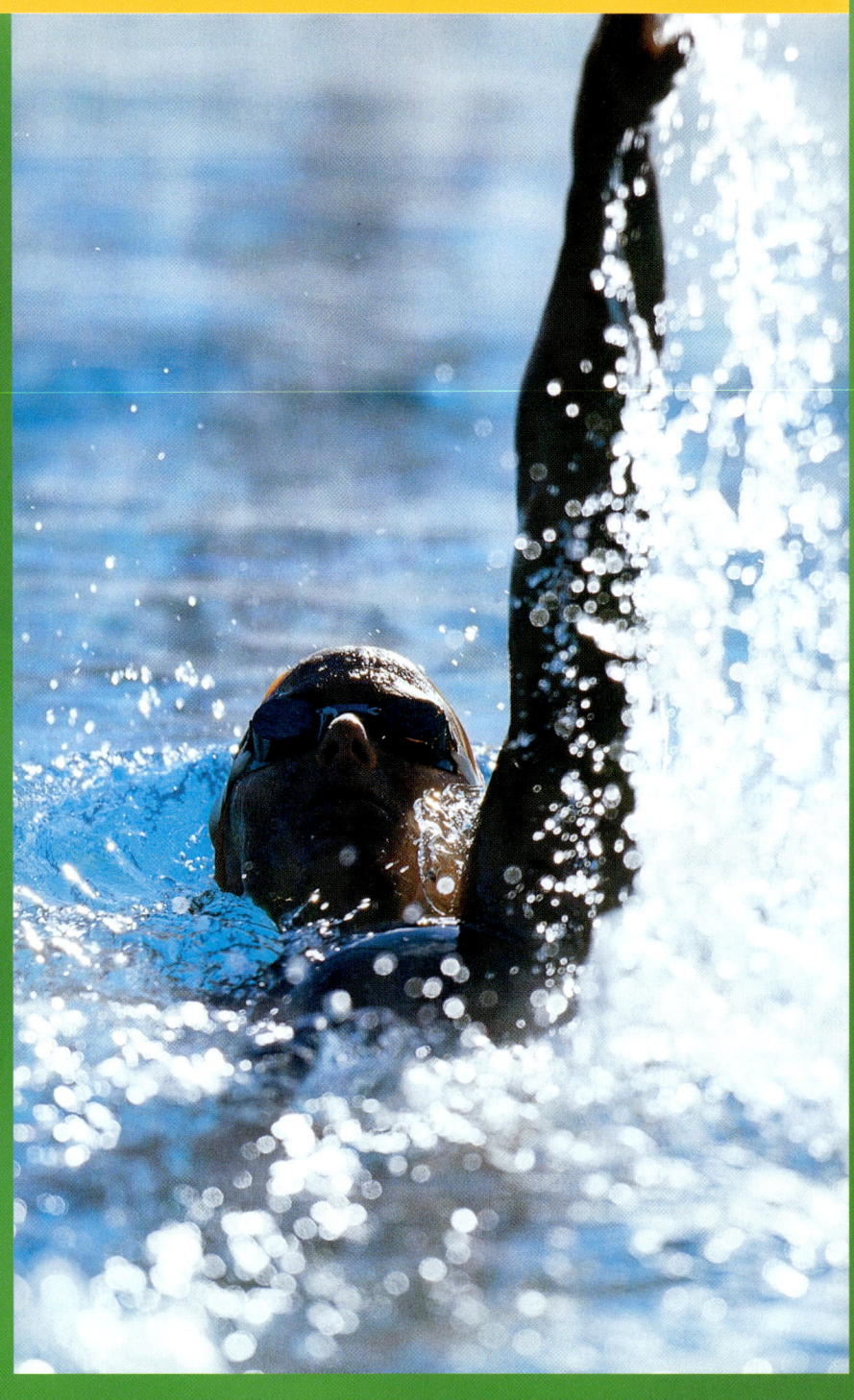

Selbst aktiv werden

Was man selbst tun kann

Leider ist die Meinung, dass es sich bei Rheuma in jedem Fall um eine unheilbare Erkrankung handelt und dass man sich seinem Schicksal ergeben muss, weit verbreitet. Sie ist schlichtweg falsch. Rheumatische Erkrankungen können zwar häufig sehr langwierig sein, aber es bestehen viele Möglichkeiten der Behandlung oder in einigen Fällen sogar der Heilung.

Die richtige Auseinandersetzung mit einer Erkrankung beginnt mit dem Entschluss, selbst aktiv zu werden, die Behandlung mit allen Kräften zu unterstützen. Dazu zählen eine vernünftige Ernährung, das richtige Stehen und Tragen von Lasten, um Verschleißerscheinungen zu beeinflussen, ein möglichst ideales Körpergewicht und natürlich eine ganz individuelle Krankengymnastik. Diese Maßnahmen sind gleichzeitig auch ein Vorbeugeprogramm für jene Menschen, die bereits in jungen Jahren gesundheitsbewusst leben wollen.

Richten wir unseren Blick noch einmal auf die Vermeidung von Haltungsfehlern.

Haben Sie sich schon mal bewusst gemacht, wie Sie Ihre Lasten von der Erde aufnehmen, wie Sie schwere Gegenstände tragen, wie Sie Ihr Essen am Küchentisch zubereiten, welche Sitzhaltung Sie am Tisch oder im Auto einnehmen und wie Sie nachts liegen?

Richtige Körperhaltung im Alltag

So achten Sie auf eine richtige Körperhaltung:
Um Fehler bei der Körperhaltung und Bewegung zu vermeiden, beachten Sie bitte folgende Hinweise.

■ Gehen Sie beim Bücken in die Knie und verteilen Sie Lasten beim Aufheben gleichmäßig auf beide Arme.

■ Achten Sie darauf, dass Sie beim Anheben von Lasten diese so weit wie möglich an den Körper heranziehen. Halten Sie im Stehen die Wirbelsäule immer möglichst gerade, dann ist auch die Belastung gleichmäßig verteilt.

■ Für ein körpergerechtes Sitzen sollten Ihre Sitzmöbel möglichst mit einem Lendenwulst ausgestattet sein, die Rückenlehne muss den Rücken abstützen.

■ Achten Sie darauf, dass Ihr Arbeitstisch und der Stuhl im richtigen Verhältnis stehen. Die Stuhl- und Tischhöhe sollten so beschaffen sein, dass Ihre Ellenbogen gerade auf dem Tisch aufliegen können.

■ Stellen Sie beim Autofahren nach Möglichkeit Lenkrad und Sitz auf Ihre individuellen Bedürfnisse ein.

■ Beim Liegen soll die Wirbelsäule möglichst gerade bleiben, dies bedeutet, dass die Matratzen nicht zu weich sein dürfen. Wechseln Sie Ihre Matratzen regelmäßig aus, um ein Durchliegen zu verhindern.

■ Wenn Sie ein Kopfkissen verwenden wollen, dann nehmen Sie ein kleines, mit dem nur Kopf und Nacken gestützt werden, die Schultern bleiben auf der Liegefläche.

■ Sehen Sie immer zu, dass Ihre Beine eine Streckstellung erfahren, insbesondere wenn eine Kniegelenkserkrankung besteht.

Das erleichtert den Alltag

■ Bei allen rheumatischen Erkrankungen stehen die Schulung der richtigen Körperhaltung und tägliche Bewegung, in Form von geeigneten Sportarten oder entsprechender Gymnastik, im Vordergrund. Empfehlenswert ist ein fachmännisch zusammengestelltes Übungsprogramm für jeden Tag.

■ Neben der Bewegung ist auch auf eine optimale Schuhversorgung und eine entsprechende Bekleidung zu achten.

■ Bei körperlicher Behinderung können gelenkentlastende Hilfsmittel eine große Erleichterung im täglichen Leben sein.

Notfalls kann beim Liegen ein Sandsack helfen.

■ Achten Sie immer auf eine regelmäßige Spannung und Entspannung Ihrer Muskulatur.

Bewegung ist wichtig

Ratsam ist es auch, in Maßen Sport zu treiben. Dabei sollten Sportarten, die zu einer besonderen Belastung der Gelenke, Muskeln, Sehnen und Bänder beitragen, möglichst gemieden werden. Dazu zählen Ball-, Sprung- und Kraftsportarten, insbesondere bei wenig trainierten Personen. Durch plötzliche Kraftentwicklung sind hier sowohl Sehnenab- als auch Muskeleinrisse möglich.

Nach Möglichkeit sollte keine sportliche Tätigkeit ohne Vorwärmung Ihrer Muskulatur erfolgen. Radfahren ist eine optimale Vorwärtsbewegung und entlastet die Gelenke.

Eine ebenso günstige Sportart ist Schwimmen, da durch den Auftrieb ebenfalls eine Entlastung der Gelenke erreicht wird. Brustschwimmen ist nicht so günstig wie Rückenschwimmen, da es hier zu einer Überstreckung der Halswirbelsäule kommen kann.

Vorteilhafte Auswirkungen hat auch der Skilanglauf; hier werden viele Muskelgruppen in den Bewegungsablauf einbezogen – Arme und Rückenmuskulatur werden gekräftigt. Die Dauerbewegung aktiviert zusätzlich das Herz-Kreislauf- und Atmungssystem.

Auf den nächsten Seiten (Seite 86 bis Seite 104) werden einige gymnastische Übungen beschrieben, die für Rheumakranke gut geeignet sind und auch zu Hause mit wenigen Hilfsmitteln durchgeführt werden können.

Sollten Sie lieber gemeinsam mit anderen Rheumagymnastik betreiben wollen, so bietet die deutsche Rheuma-Liga vielfältige Möglichkeiten.

Adressen und Ansprechpartner für das so genannte Funktionstraining nennt die Geschäftsstelle des Verbandes (siehe Adressverzeichnis).

Bei allen rheumatischen Erkrankungen ist eine regelmäßige Bewegung von großer Bedeutung

Rheumagymnastische Übungen (Mia Schmidt)

Aktiv durch dynamisches Sitzen

Wir sitzen zu viel! Und vor allem dann, wenn Bewegungseinschränkungen das Gehen und Stehen nicht unbedingt zu einem erfreulichen Erlebnis gestalten. Abgesehen davon, dass die Gewichtsverhältnisse unseres Körpers bei Passivität leichter aus der Kontrolle geraten, nehmen die Knochenstrukturen in ihrer Stabilität ab (denken Sie an Osteoporose). Leichte Bewegungen, die Sie zwischendurch immer wieder in Ihren Tagesablauf einbauen, wirken Gewichtszunahme und Steifheit jedoch erfolgreich entgegen. Auch im Sitzen kann man sehr gut trainieren, besonders wenn Gelenkveränderungen und Bewegungseinschränkungen drohen. Wechseln Sie dennoch regelmäßig vom Liegen zum Sitzen und weiter zum Stehen und zum Gehen. Wenn Sie aber sitzen, dann tun Sie dies auf dynamische Art – Ausdauer, Bewegungssicherheit, Beweglichkeit und Kraft werden gefördert.

■ Zunächst lassen Sie sich schonend auf Ihrem Stuhl oder Sessel nieder: Stellen Sie die Füße parallel und hüftbreit auf, wählen Sie, je nach Bewegungsfähigkeit, zum Abstützen der Hände einen Tisch, die Armstützen eines Sessels, die Sitzfläche des Stuhles oder Ihre Oberschenkel – dann gleiten Sie mit dem Gesäß auf die Sitzfläche. Rücken Sie sich zurecht, achten Sie auf die richtige Fuß- und Beinstellung, auf den Strahlenkranz der Zehen unterhalb der Knie.
Machen Sie die Wirbelsäule lang und legen Sie die Hände auf die Oberschenkel.
■ Zum Lockern und Erwärmen des Schulterbereichs und zur Kreislaufanregung schwingen Sie rhythmisch Ihre Arme am Rumpf vorbei, vor und zurück. Parallel- und Wechselschwünge folgen nacheinander.
■ Lassen Sie die Hände auf den Oberschenkeln ruhen und schieben Sie die Fersen in den Boden.
■ Beginnen Sie die Füße zu den Zehen, dann zu den Fersen abzurollen.
■ Stellen Sie sich vor, Sie schaufeln mit den Füßen feinen Sand an einem Strand auf. Sie sind eifrig bei der Sache! Überstrecken Sie dabei bitte nicht die Zehen. **(Abb. 1)**

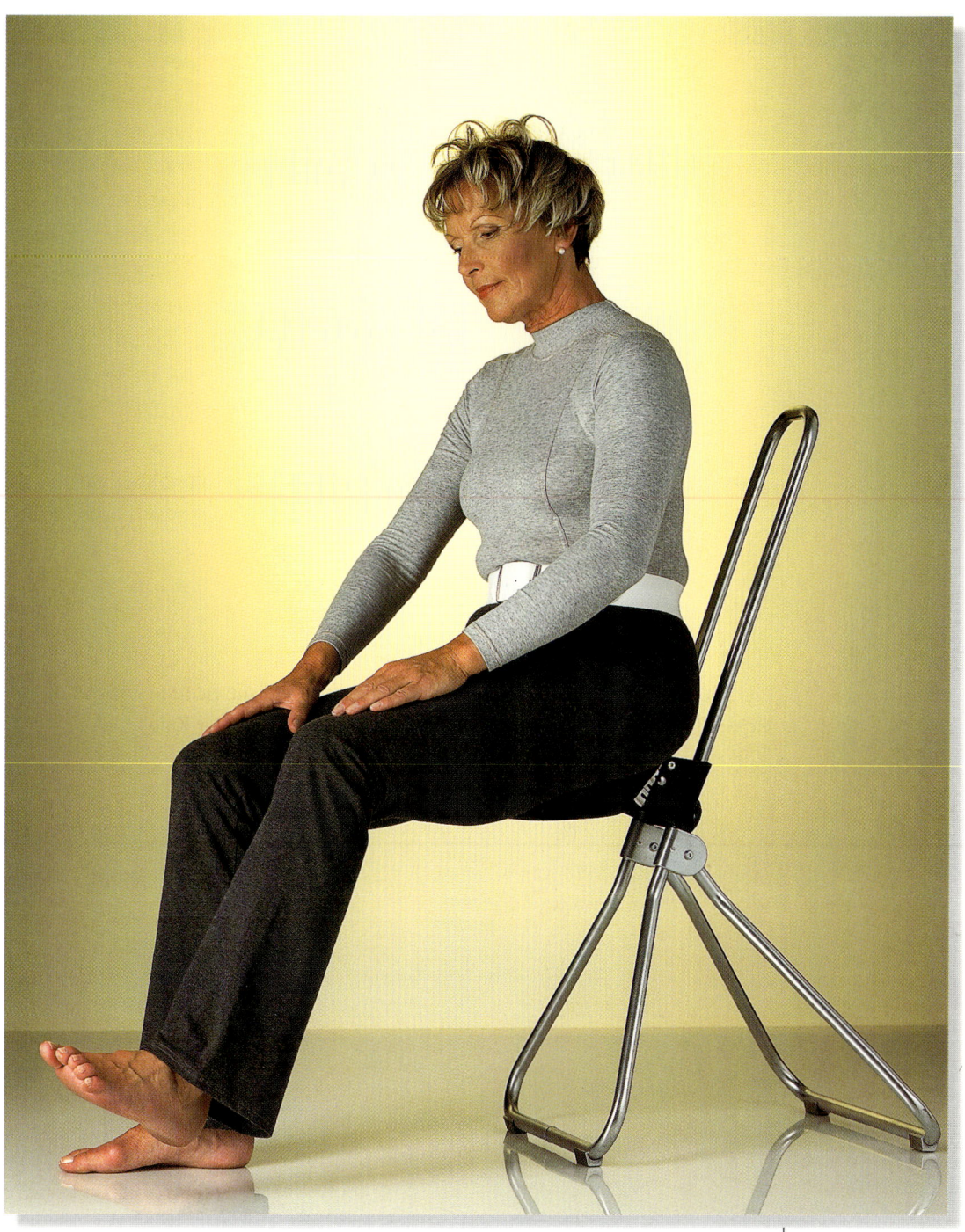

Abbildung 1

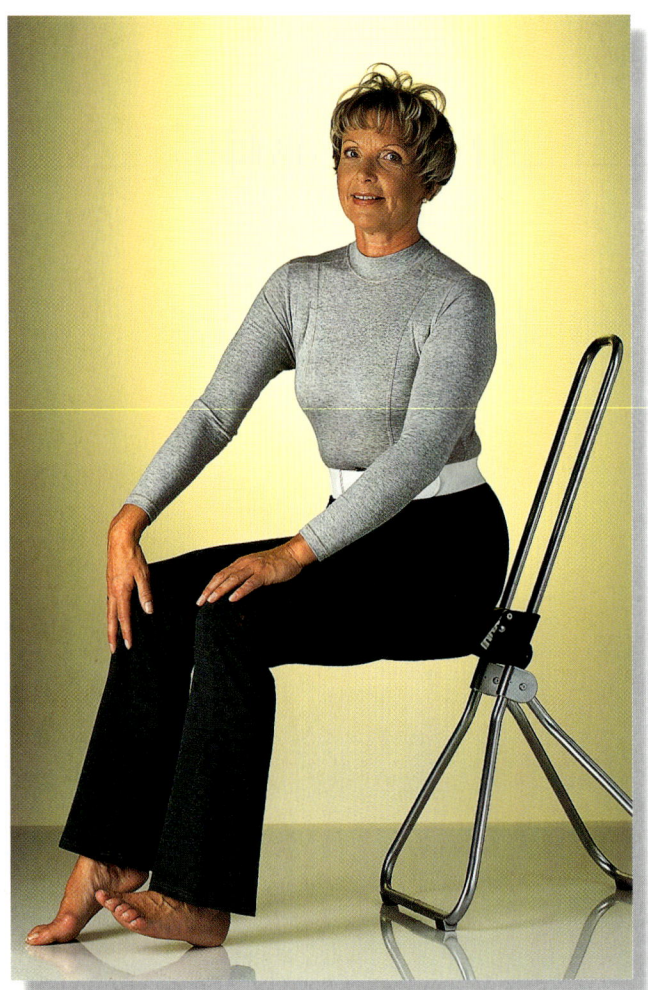

Abbildung 2

■ Wechseln Sie über in die Gehbewegung: Ein Fuß steht auf der Ferse, der andere auf der Spitze. Gegeneinander rollen Sie die Füße gleichzeitig ab.

■ Durch die Verbindung der aufliegenden Hände fließt die Bewegung durch das Gehen bis in den Rumpf und die Schultern.

■ Sie verstärken die Wirkung, wenn Sie mit den Händen über die Oberschenkel und die Knie bis an die Schienbeine streichen. Dabei nähern sich die Zehen des einen Fußes der Gegenschulter. Diese Übung mobilisiert, erwärmt und dehnt die Muskeln. **(Abb. 2)**

■ Heben Sie die Hüfte einer Seite an, ziehen sie in Richtung Achselhöhle und senken sie dann sanft ab. Ziehen Sie dabei bewusst die Gesäßmuskeln zuerst zusammen und lösen Sie sie wieder beim Aufsetzen. **(Abb. 3)**

■ Schieben Sie die Hüfte vor und zurück, fließend und mehrmals.

■ Verbinden Sie beide Richtungen: Schieben Sie die Hüfte vor, heben Sie sie anschließend an und setzen Sie sie dann ab. Während des intensiven Anhebens der Hüfte bemerken Sie ein Dehnen der Gegenflanke.

■ Nach entspannenden Lockerungen üben Sie auf der anderen Seite.

■ Schieben Sie die Hüfte jetzt zurück und vor, mehrmals und fließend.

■ Ergänzen Sie die Bewegung durch das seitliche Anheben und Absetzen der Hüfte.

■ Wechseln Sie in der Bewegungsrichtung einmal über vorwärts, einmal über rückwärts.

■ Der Kreis schließt sich zu einer „Radfahrbewegung" aus dem Hüftgelenk heraus: vorwärts – anheben – rückwärts – absetzen. Es ist sinnvoll, beide Richtungen zu üben.

■ Lassen Sie beide Hüftgelenke gleichzeitig gegeneinander „fahren", einmal im geringeren, dann im größeren Bewegungsausmaß, je nach Vermögen.

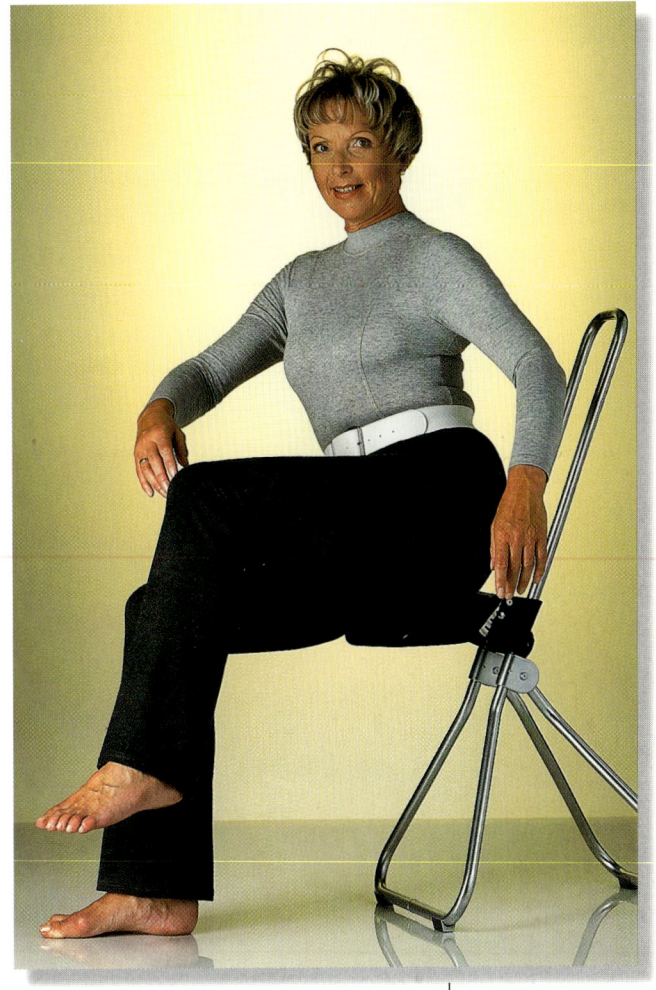

Abbildung 3

Mehr Bewegung für Finger und Hände

Hände sagen viel Charakteristisches über den Menschen aus, zu dem sie gehören. Solange wir alles fassen, greifen, halten und drehen können, wird der Hand wenig Aufmerksamkeit geschenkt, Einschränkungen in der Bewegung macht uns jedoch ungeschickt oder sogar hilflos. Die gesunde Hand ist sehr beweglich: Denken Sie zum Beispiel nur an das Greifen von Dosen, das Drehen von Schlüsseln, das Entgegennehmen und Zählen von Geld sowie das Schreiben.

Die Finger der rheumatischen Hand können in Höhe der Fingergrundgelenke stark zur Kleinfingerseite abweichen, es können Bewegungeinschränkungen in der Beugung und der Streckung der Finger eintreten, verschiedene Griffe sind nur noch in geringem Umfang oder nicht mehr möglich.

Täglich ausgeführte korrigierende Übungen erhalten zumindest Funktionen, wirken aber auch Kontrakturen entgegen. Die Übungen sollten mit so wenig Belastung wie möglich durchgeführt werden, und bei schweren Fehlstellungen ist das Mobilisieren in den Handgelenken zu vermeiden. Ein stabiles Handgelenk führt zu besserer Greiffähigkeit der Finger. Sehr angenehm ist das Üben in warmem Wasser.

▧ Betrachten Sie die Hand von allen Seiten genau, stellen Sie unter anderem zwei Dinge fest:

1. In der Handfläche, unterhalb der Fingergrundgelenke, befindet sich einen Muskelwulst, das Quergewölbe.

2. Auf dem Handrücken tasten und sehen Sie Knochen beziehungsweise Sehnen, die wie Strahlen vom Handgelenk zu den Fingern ziehen. Ihre größte Aufmerksamkeit richten Sie bitte auf den Strahl des Mittelfingers, der in völlig gerader Linie in den Unterarm übergeht.

▧ Legen Sie den Unterarm mit der Hand auf dem Tisch auf und unterstützen Sie das Quergewölbe durch eine kleine Rolle oder ein Buch. Beginnen Sie nun mit dem aktiven Längsdehnen in den Fingergelenken. Beobachten Sie, wie zunächst der Mittelfinger, der Ringfinger, der Zeigefinger, der kleine Finger länger werden; den Daumen spreizen Sie ab.

▧ Wiederholen Sie dieses Dehnen und beachten Sie die Achse Handgelenk–Mittelfingerstrahl in ihrer strengen Linie. Mit einer Orientierungshilfe, zum Beispiel Stift oder Buch, können Sie das Langwerden erkennen. **(Abb. 4)**

▧ Vom Mittelfinger aus spreizen Sie nacheinander die anderen Finger ab und führen sie in umgekehrter Reihenfolge wieder heran. Der Mittelfinger bleibt als Handachse stehen, um die herum die Bewegung erfolgt. **(Abb. 5)**

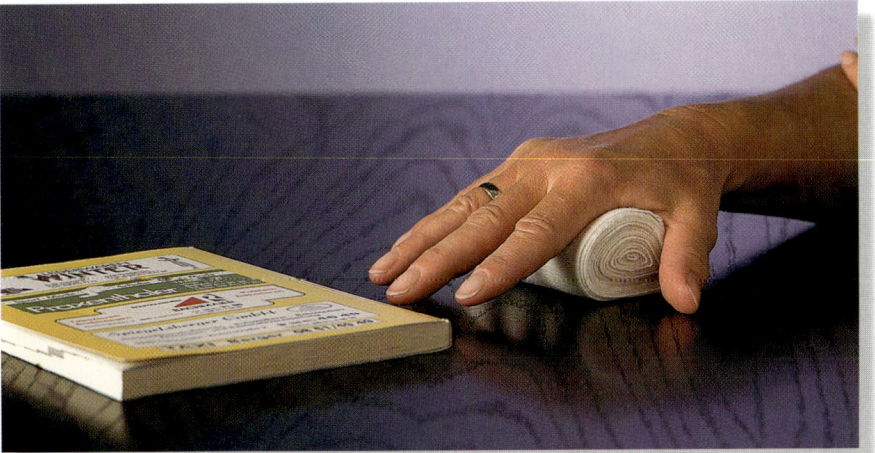

Abbildung 4

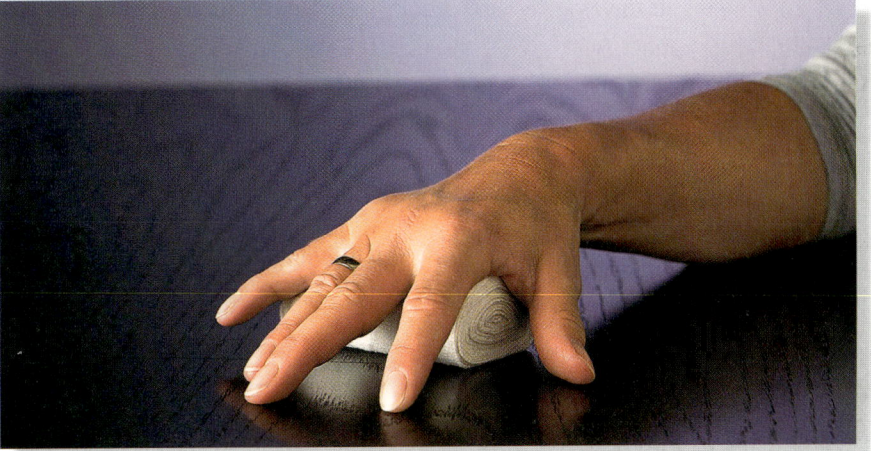

Abbildung 5

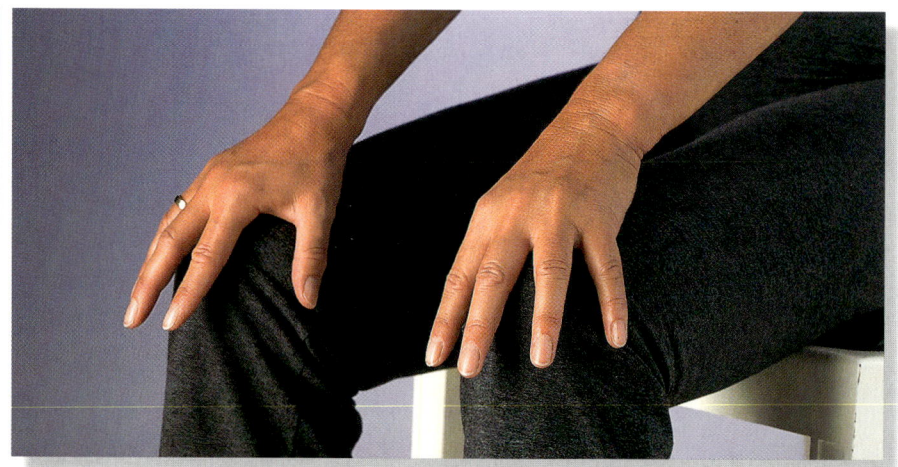

Abbildung 6

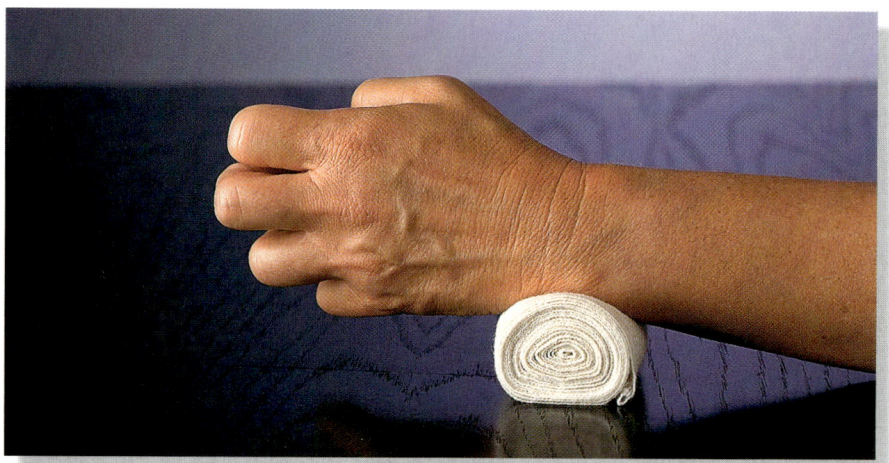

Abbildung 7

Sollten Sie einmal unterwegs und ohne Tisch sein, bieten Oberschenkel und Knie einen praktikablen Ersatz zum Üben. **(Abb. 6)**

▪ Legen Sie Unterarm und Hand auf der Kleinfingerseite auf den Tisch und schieben Sie ein Polster unter das Handgelenk: Ziehen Sie die End- und Mittelgelenke der Finger in die kleine Faust, die Grundgelenke bleiben dabei gestreckt. **(Abb. 7)**

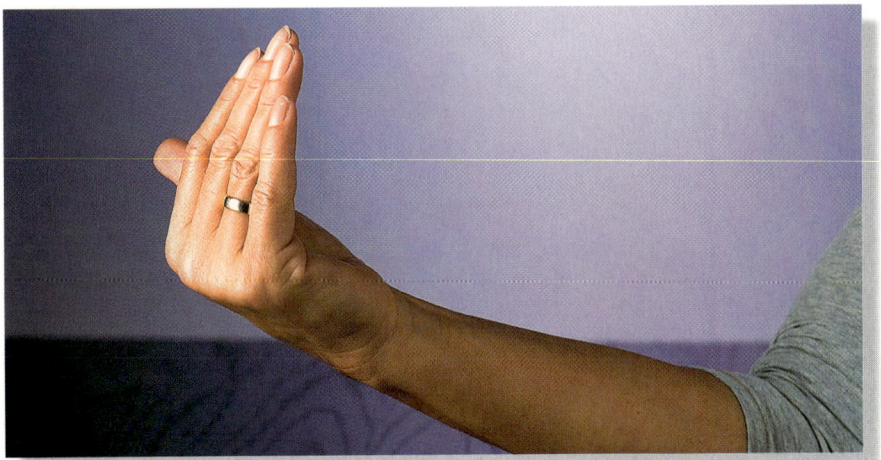

Abbildung 8

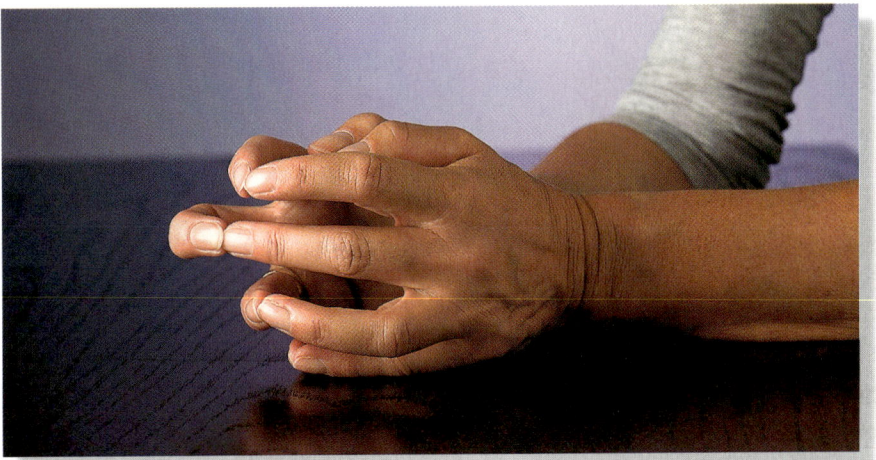

Abbildung 9

▪ Tippen Sie mit dem Daumen an das Kleinfingergrundgelenk und spreizen Sie anschließend den Daumen ab.

▪ Beugen Sie nur in den Grundgelenken und lassen Sie die Mittel- und Endgelenke gestreckt. **(Abb. 8)**

▪ Legen Sie Unterarme und Hände so auf den Tisch, als wollten Sie einen dicken Schaumstoffball umfassen. Die Fingerkuppen berühren sich: Schieben Sie nacheinander ein Fingerpaar vor und zurück, die runde Handstellung bleibt. **(Abb. 9)**

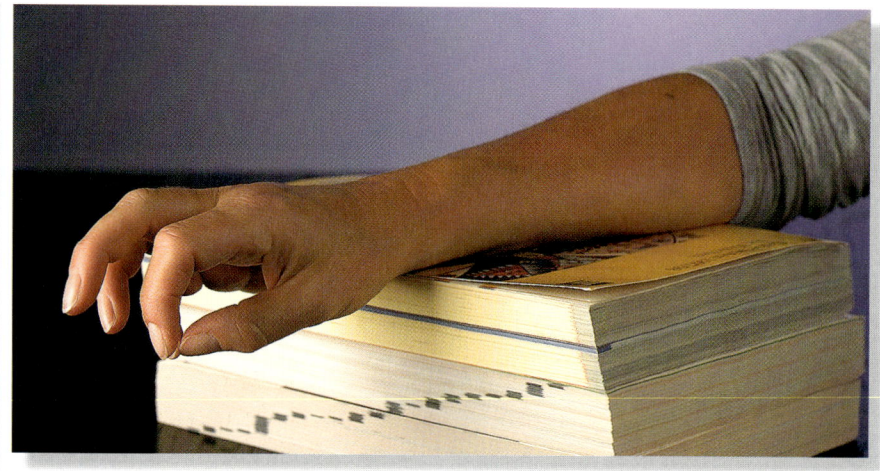

Abbildung 10

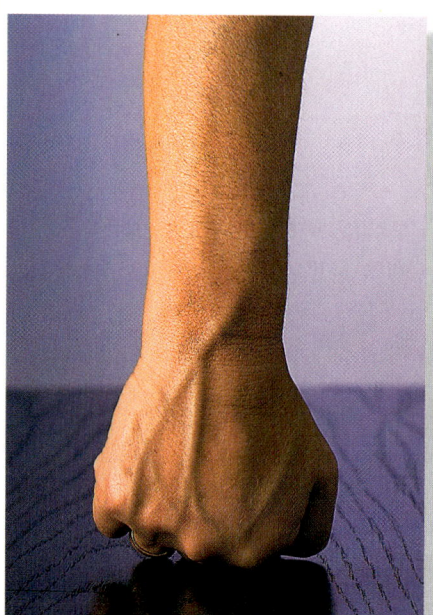

Abbildung 11

■ Lassen Sie die Finger locker über die Tischkante hängen, korrigieren Sie die Handstellung an der Achse Unterarm–Mittelfingerstrahl: Bewegen Sie die Finger gegen die Schwerkraft in Richtung des Daumens.

■ Nun hängt die ganze Hand über die Tischkante oder über einen Stapel Bücher: Gegen die Schwerkraft heben Sie die Hand in die Verlängerung der Tischkante.

■ Legen Sie den Unterarm auf den Tisch: Schließen Sie die Hände zur Faust, der Daumen ist außerhalb. Nun strecken Sie alle Finger, beim nächsten Faustschluss befindet sich der Daumen in der Faust.

■ Nacheinander tippt der Daumen an jede Fingerkuppe, das Handgelenk bleibt bei dieser Bewegung immer in korrigierter Stellung. **(Abb. 10)**

■ Schütteln Sie die Arme und Hände locker: Zum Aufstehen stützen Sie sich mit der Faust auf dem Tisch auf und vermeiden Druck auf die abgewinkelte Hand. **(Abb. 11)**

Entlastung und Bewegung für die Wirbelsäule und die Schultergelenke

Wussten Sie, dass der menschliche Kopf ungefähr 5–6 Kilogramm schwer ist? Und dieses Gewicht ruht auf der Halswirbelsäule, die wir den unterschiedlichsten Belastungen aussetzen, zum Beispiel ständigem Drehen des Kopfes unter problematischen statischen Bedingungen (Vor-, Rück- und Seitneigen, meistens ruckhaft ausgeführt) oder ungünstiger Witterung (die Muskulatur verspannt dort leichter). Auch starker beruflicher oder privater Stress dokumentiert sich gerne negativ in der Nackenmuskulatur, Kopfschmerzen und Bewegungseinschränkungen sind die Folgen.

Liegen entzündliche rheumatische Veränderungen im Bereich der Halswirbelsäule vor, ist vor belastender Bewegung zu warnen. Vorsicht für diesen empfindlichen Bereich ist besonders beim Autofahren geboten; eine Halskrause schützt Ihre kranke Halswirbelsäule dabei zum Beispiel vor ruckartigen Bewegungen. Zur Vorbeugung von Muskelverkürzungen kommen ausschließlich schonende Bewegungen zur Anwendung, zum Beispiel im warmen Wasser und unter Abnahme der Eigenschwere von Kopf und Schultergürtel. Deshalb finden die folgenden Übungen am Tisch statt, wo der Unterarm gut und vollständig neben dem Rumpf aufgelegt werden kann.

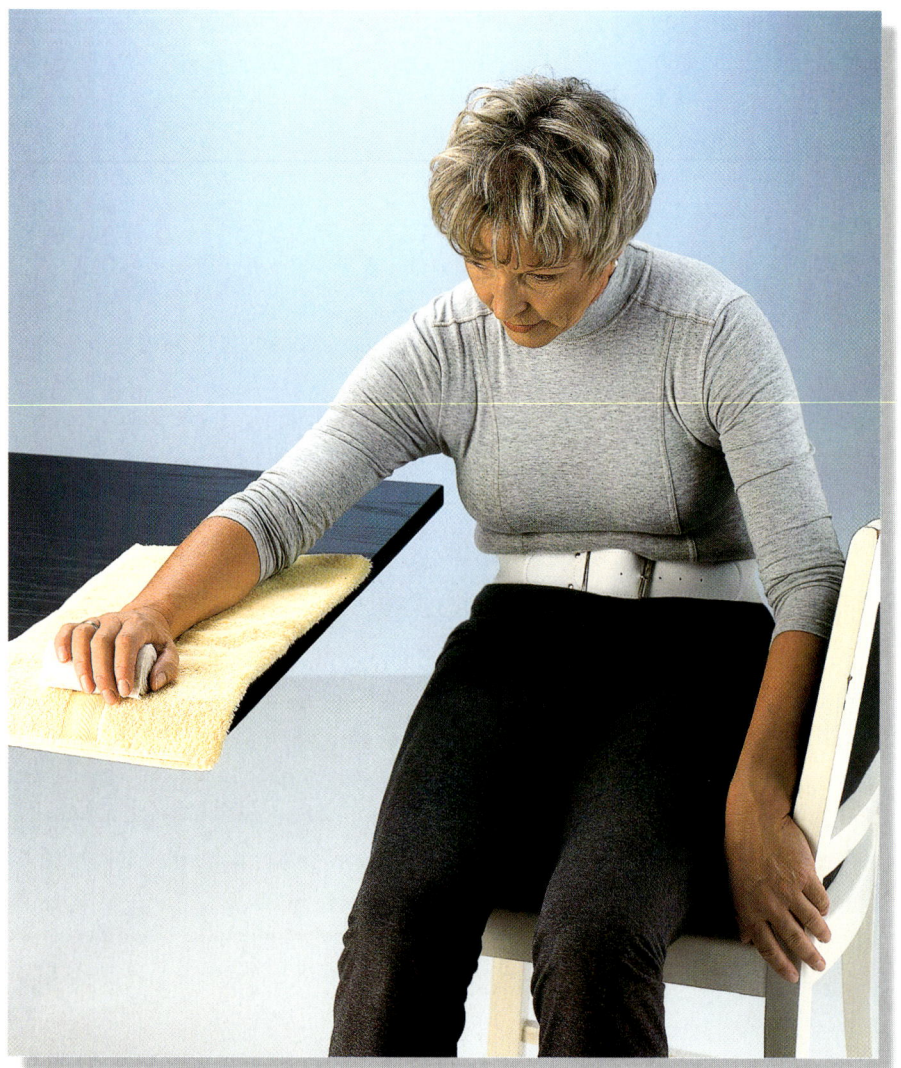

Abbildung 12

■ Der Unterarm ruht auf dem Tisch; ein Handbuch ist untergelegt. In motivierendem Rhythmus bewegen Sie den Rumpf vor und zurück.
■ Beteiligt ist dabei der aufgelegte Arm und die Schulter.
■ Mal schneller und mal langsamer, mal kleiner und mal größer fällt der Bewegungsumfang aus, bei dem es Ihnen warm wird.

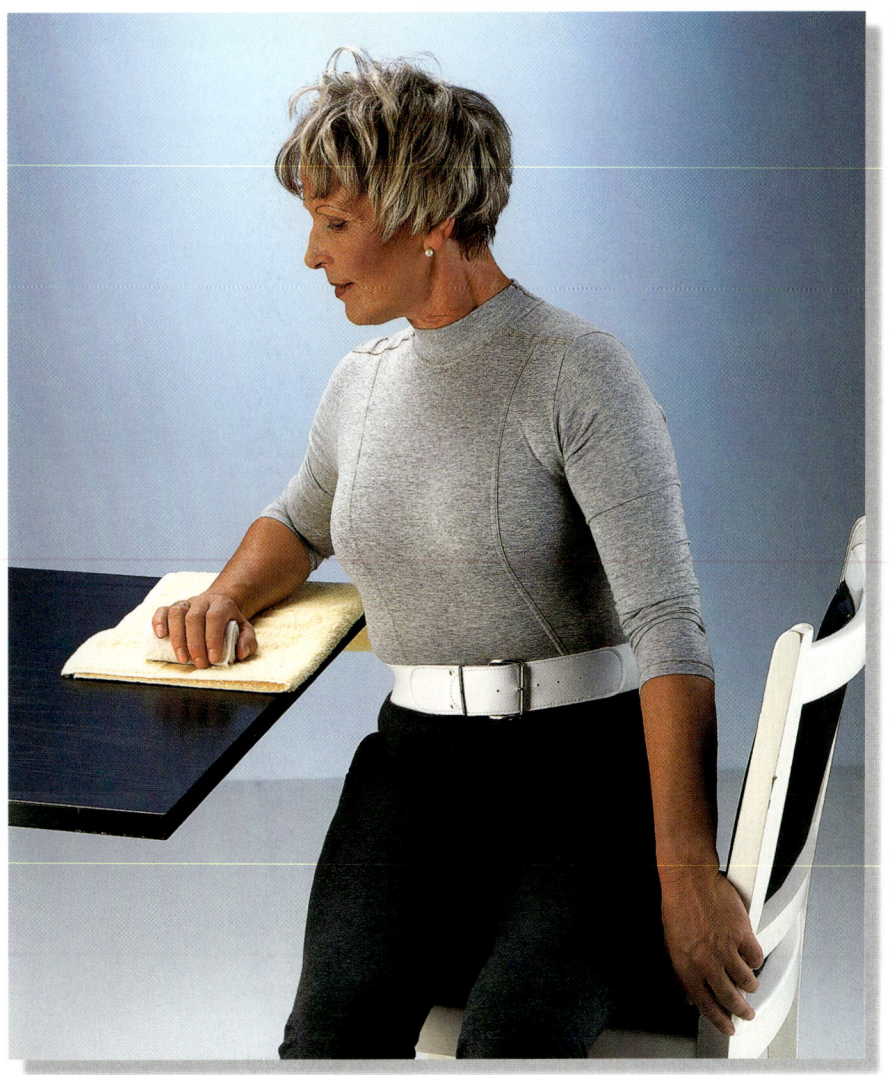

Abbildung 13

■ Bewusst runden Sie den Rücken beim Vorverlagern und richten ihn auf beim Zurückverlagern. Wechseln Sie fließend zwischen dem Runden und dem Strecken. **(Abb. 12 u. 13)**

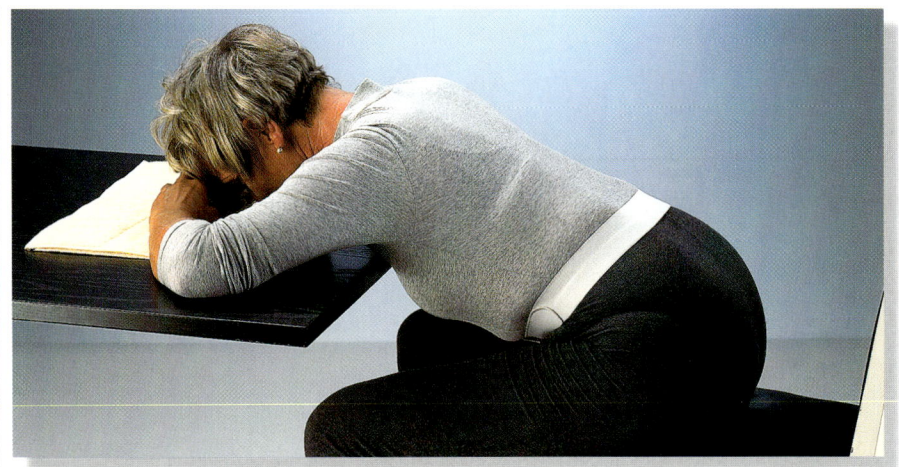

Abbildung 14

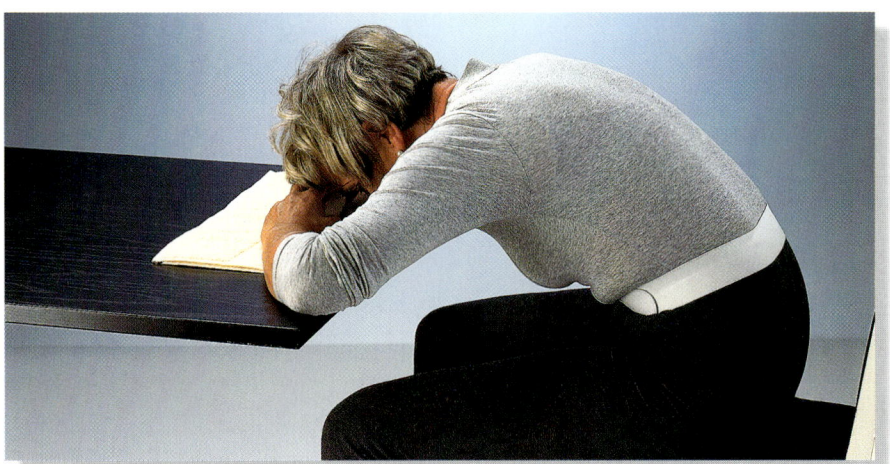

Abbildung 15

■ Mit beiden Füßen rollen Sie beim Runden zurück auf die Fersen, beim Langwerden nach vorne auf die Ballen und Zehenspitzen.

■ Konzentrieren Sie das Vor- und Rückschieben ohne Unterbrechung und in fließender Bewegung auf eine Körperseite.

■ Anschließend trainieren Sie die andere Körperhälfte.

■ Wenden Sie sich nun dem Tisch zu und legen Sie die Unterarme hintereinander auf Tuch und Tischplatte auf: Schieben Sie die Arme, auf die Sie die Stirn aufgelegt haben, so weit, bis Sie ein Dehngefühl im Rücken spüren. **(Abb. 14)**

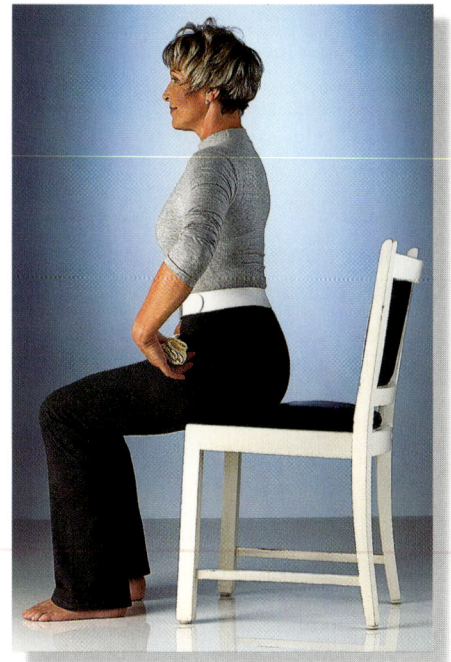 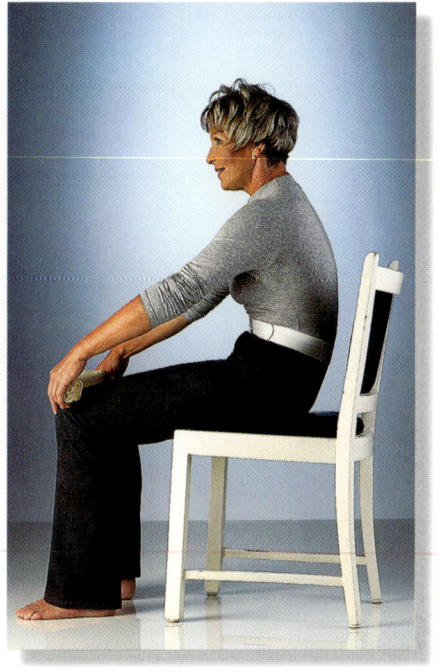

Abbildung 16   Abbildung 17

■ Ziehen sie, in gleicher Position, die Arme nahe zum Rumpf, dann runden Sie den Rücken. **(Abb. 15)**

■ In dem nun folgenden Langwerden lassen Sie den Rücken in der Endposition fast aushängen.

■ Anschließend ziehen Sie sich zusammen, wie eine Katze, und dehnen im Bereich der Lendenwirbelsäule und dem Kreuzbein.

■ Rücken Sie vom Tisch weg und fassen Sie mit körperbreit gehaltenen Armen die Handtuchrolle über den Knien: Ziehen Sie diese Rolle zu den Hüftgelenken und schieben Sie sie dann zurück zu den Knien. **(Abb. 16 u. 17)**

■ Beim Ziehen zur Hüfte richten Sie den Rücken auf, beim Wegschieben runden Sie im unteren Rückenbereich. Wichtig ist dabei immer der Bewegungsfluss in Schmerzfreiheit! Halten Sie zum Schutz des Ellbogengelenkes die Arme nah am Rumpf und vergessen Sie die Pausen nicht.

Gelenkschonung für die Schultern

Alltagsbewegungen derart zu gestalten, dass die gelenkfördernden Anregungen einfließen, erfordert zunächst aufmerksames Überlegen, dann konsequentes Ändern. Denken Sie immer daran: Gut aufgewärmt geht manches leichter. Und: Es ist nicht klug, Hilfen abzulehnen. Wo immer sich Ihnen Erleichterungen bieten, nehmen Sie diese an. Es ist eher ein Zeichen menschlicher Schwäche, jedem beweisen zu wollen, wie stark und leistungsfähig man ist. Als Rheumabetroffene wissen Sie, dass Überlastungen den Gelenken mehr Schaden zufügen, als sie ihnen nützen. Übungen für die Schultern führt man ohne Belastung im Liegen, im Stand, im Sitz auf dem Stuhl oder auf dem Hocker aus. Hier sorgt leichtes körpernahes Armpendeln (ein kleines Gewicht kann die Dehnung verstärken) für ein schonendes Bewegen im Schultergelenk. Zusätzlich übernimmt der Rumpf bestimmte Bewegungen und entlastet durch intensiveren Einsatz damit die Schultern.

■ Im Sitz auf einem Stuhl oder Hocker, mit parallel und hüftbreit aufgestellten Beinen und gleichmäßig belasteten Füßen, legen Sie die Hände auf die Oberschenkel und richten sich im Rumpf gut auf.

■ Wie eine Schublade schieben Sie den Brustkorb seitlich nach rechts und links. Ohne Unterbrechung und im kleinen Bewegungsmaß verschiebt sich der Brustkorb. **(Abb. 18)**

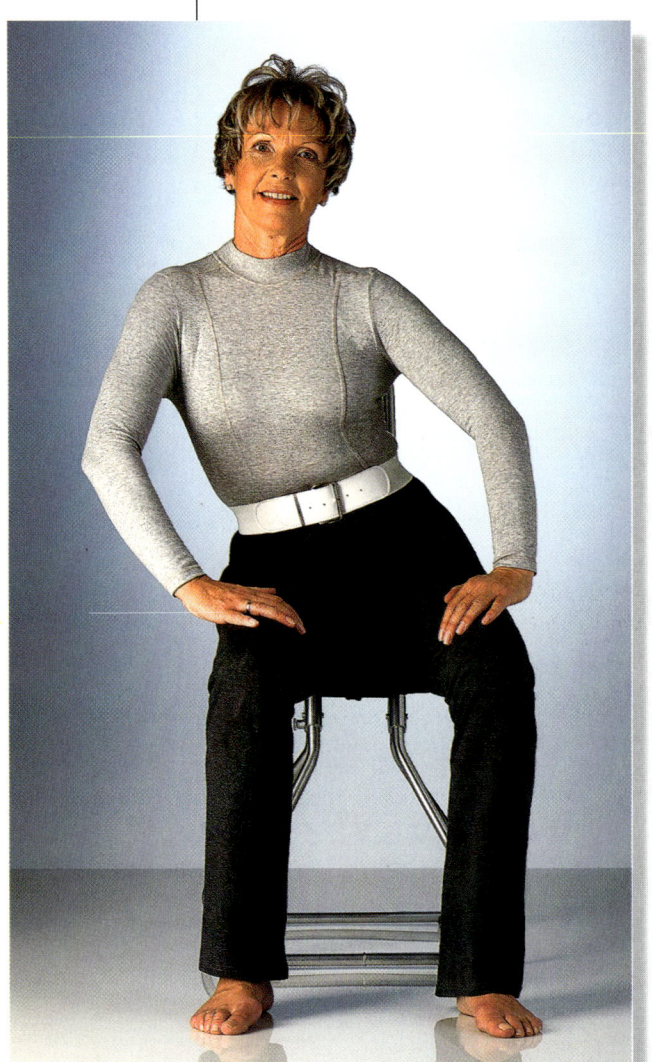

Abbildung 18

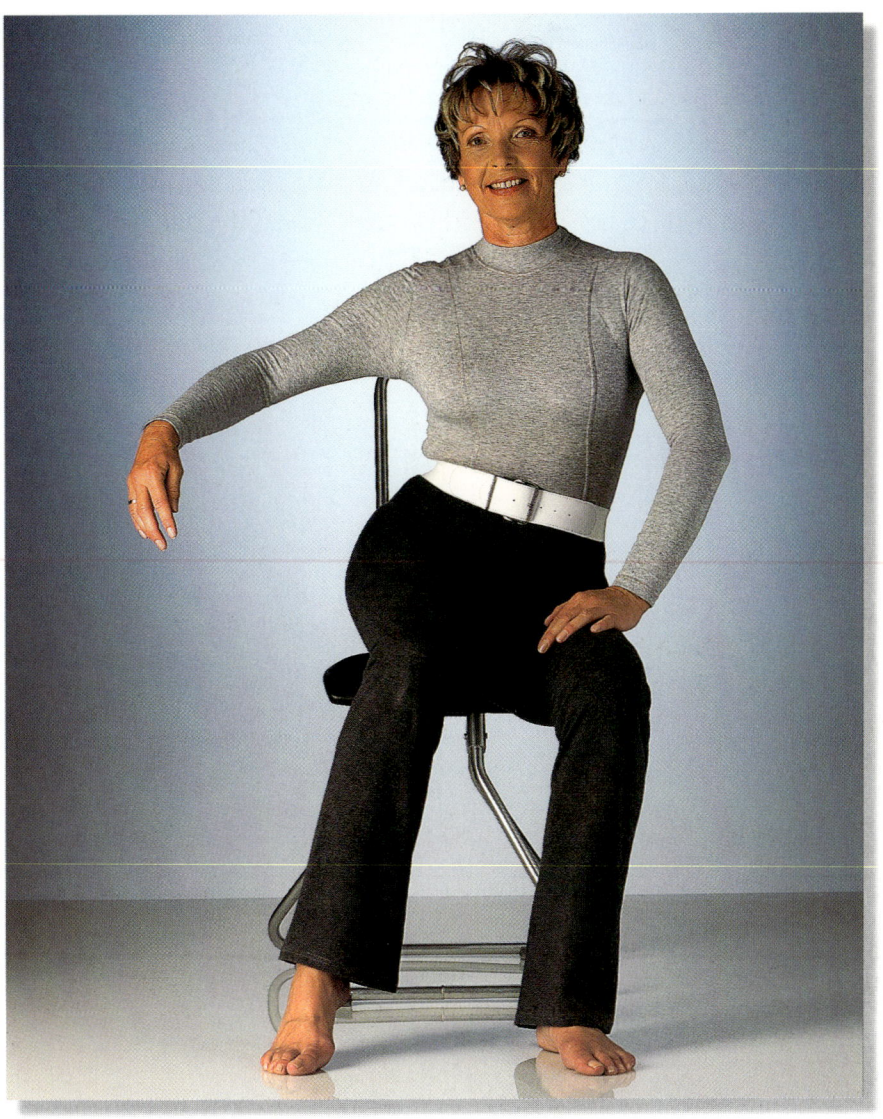

Abbildung 19

▪ Mit dem Seitschieben heben Sie die Hüfte der Gegenseite etwas von der Sitz-fläche ab. Das Weiterwerden gelingt spürbarer. **(Abb. 19)**

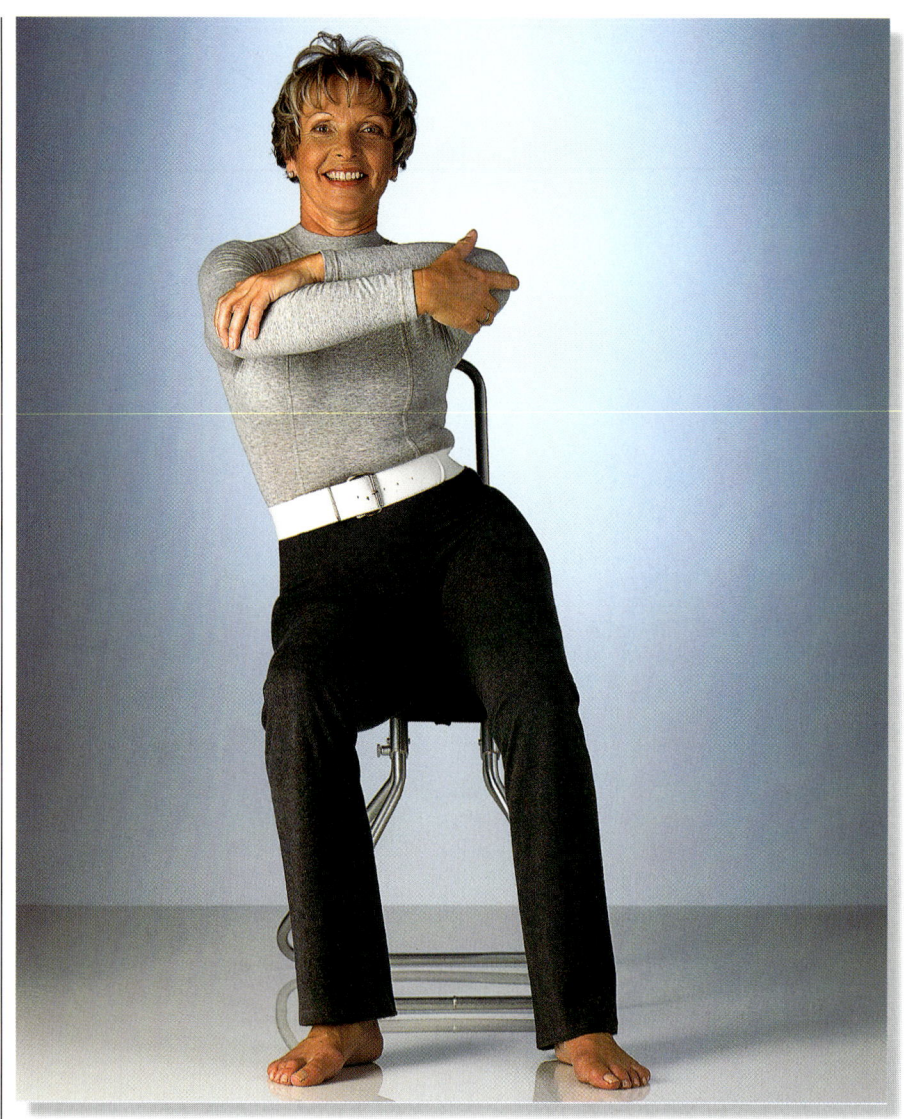

Abbildung 20

■ Mehr Konzentration auf die Bewegungsrichtung ist nötig, wenn Sie die brust-hoch gehaltenen Ellbogen umfassen und das Rumpfseitschieben vergrößern. Diese deutliche Schwerpunktverlagerung stellt auch Ansprüche an Ihr Gleichgewichts-empfinden. **(Abb. 20)**

■ Und das brauchen Sie auch jetzt, wenn Sie die gegenseitige Hüfte anheben, zu der die Ellbogen ziehen.

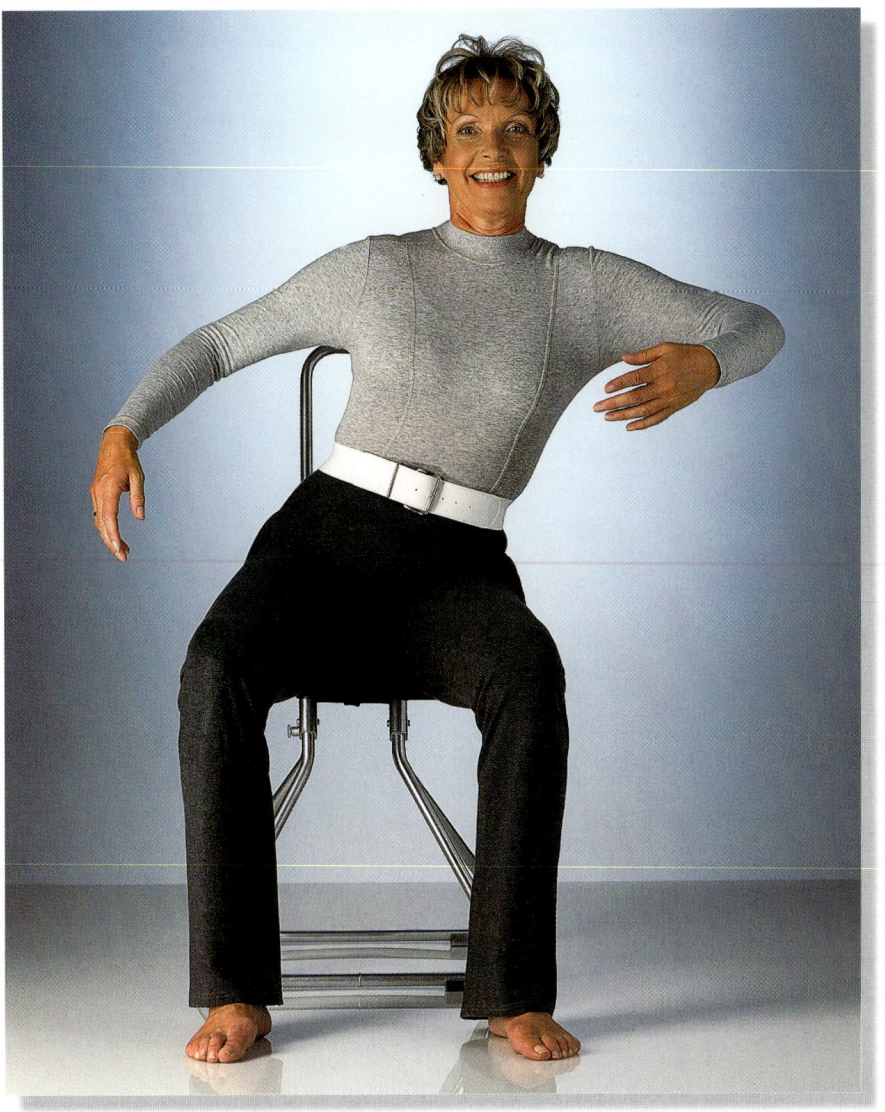

Abbildung 21

■ Weiter wird das Seitschieben, wenn Sie die Unterarme voneinander lösen und der jeweilige gebeugte Arm den Rumpf in die Bewegungsrichtung zieht. **(Abb. 21)**
■ Stärker spüren Sie die Flankendehnung, wenn die andere Hüfte gleichzeitig in den Sitz gepresst wird. Mit gelöstem Atmen und fließenden Übergängen verbessern Sie die Geschmeidigkeit des Rumpfes zur Entlastung der Schultergelenke noch weiter.

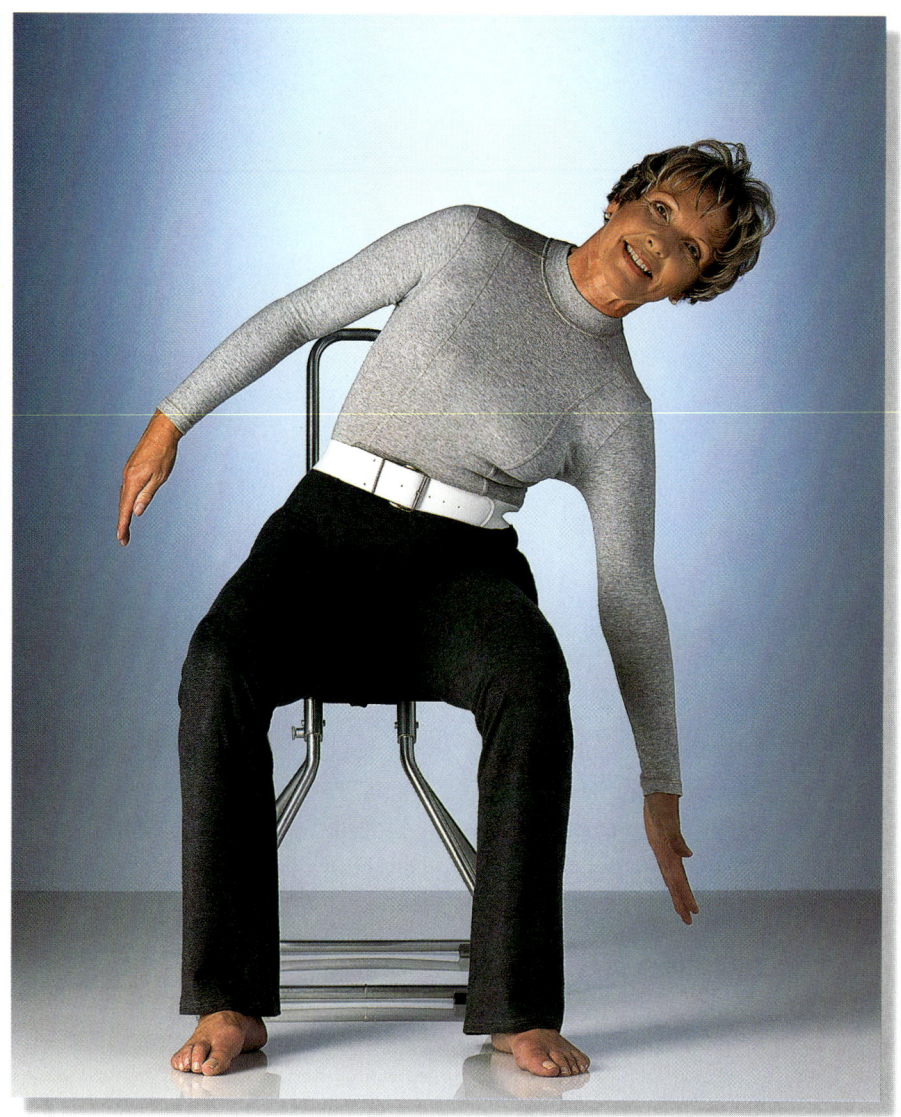

Abbildung 22

■ Die langen Arme hängen entlastet neben dem Rumpf. Mit zunehmender Seitneigung strebt die Hand dem Boden entgegen; Sie bemerken die Schwere des Armes. Spreizen Sie den Arm leicht ab, halten Sie ihn in der Endposition und richten Sie den Rumpf senkrecht auf. Die Belastung im Schultergelenk ist niedrig, und gleichzeitig findet eine deutliche Flankendehnung auf der Gegenseite statt. **(Abb. 22)**

Psychologische Aufarbeitung der Krankheit

Physische und psychische Beschwerden – nicht immer trennbar

Fast immer werden rheumatische Erkrankungen von emotionalen Missstimmungen begleitet. Sie äußern sich häufig in einer traurigen Verstimmtheit, Bedrücktheit und einem Gefühl von Unbehaglichkeit. Diese psychischen Symptome können im Prinzip bei allen rheumatischen Erkrankungen in unterschiedlicher Betonung auftreten. So zeigen Patienten mit weichteilrheumatischen Schmerzzuständen, insbesondere im Nacken-Schulter-Bereich, oft ein Missverhältnis zwischen den geäußerten Beschwerden und dem aktuellen Befund. Die Halswirbelsäule befindet sich in einer Streckhaltung und der Röntgenbefund ist meist negativ. Offenbar besteht besonders im Nackengebiet eine enge Verknüpfung zwischen den Muskeln und der Psyche. Ähnliche Zusammenhänge sind auch im Rückenbereich zu finden. Trauer, Verzweiflung und Mutlosigkeit können zu lang andauernden psychosomatisch akzentuierten Rückenschmerzen führen.

Medikamente sind nur begrenzt geeignet, um diese langjährigen Schmerzsymptome zu beeinflussen. Viel wertvoller sind Gespräche mit Ihrem Arzt, die Ihnen erlauben, Sorgen und Nöte auszusprechen und Wege eröffnen, wie Sie mit der Krankheit fertig werden können.

Als sinnvoll hat sich der Einsatz von Entspannungstherapien wie autogenes Training, progressive Muskelentspannung oder Yoga erwiesen.

Bei der progressiven Muskelentspannung werden zum Beispiel einzelne Muskelgruppen kurzzeitig angespannt und entspannt. Der Patient versucht, seine ganze Aufmerksamkeit auf die Wahrnehmung der Entspannungszustände zu richten. Schmerzverursachende Verspannungen der Muskulatur können so erkannt und gelindert werden. Reicht die Unterstützung und Ermutigung durch den Arzt nicht mehr aus,

Eine psychologische Betreuung kann bei rheumatischen Erkrankungen sehr sinnvoll sein

sollte man an eine Psychotherapie denken, bei der psychische, emotionale und auch psychosomatische Störungen im Rahmen von Einzel- oder Gruppensitzungen behandelt werden. In den Gesprächen zwischen Patient und Therapeut werden dann oft verdrängte und unbewältigte Konflikte, Erinnerungen und Gefühle aufgedeckt und verarbeitet, entsprechende Verhaltensänderungen können eingeleitet werden. Unterstützt der Patient die therapeutische Arbeit, ist in vielen Fällen eine bessere Bewältigung psychischer und körperlicher Befindlichkeitsstörungen zu erzielen.

Hilfe bei schweren Fällen

Eine andere psychische Situation liegt bei langjährigen entzündlichen rheumatischen Erkrankungen vor. Die krankheitsbedingten Leiden wie Schmerz, Behinderung und Veränderungen der Gestalt führen häufig zum beruflichen Ausstieg und zur sozialen Isolation. Hinzu kommen Belastungen durch die entsprechende Kontroll- und Therapiebedürftigkeit der Erkrankung.

Chronisch Rheumakranke fordern den Arzt in seiner Rolle als Helfer, Berater und Vertrauter besonders heraus. Wenn Krankheitsinformationen, praktische Anleitungen zur Krankheitsbewältigung, Patientenschulungen und Schmerzbewältigungsprogramme als Hilfen zur Selbsthilfe nicht mehr ausreichen, empfiehlt sich der Kontakt mit einer Selbsthilfegruppe. Selbsthilfeorganisationen wie die Deutsche Rheuma-Liga, die Bechterew-Vereinigung oder auch Selbsthilfegruppen des Lupus erythematodes oder des Fibromyalgiesyndroms können den Patienten ganz wesentlich bei der Krankheitsbewältigung unterstützen. Sozialarbeiter, Rheumatologen und Mitbetroffene kümmern sich gemeinsam um den chronisch Kranken und bieten oft weitere Hilfen für die entsprechende Krankheit.

Die Deutsche Rheuma-Liga ist eine bundesweit organisierte Hilfs- und Selbsthilfegemeinschaft und wird durch örtliche Arbeitsgemeinschaften getragen.

Betroffene finden hier in vielen Fällen Therapieangebote von den bereits genannten Fachkräften sowie von Krankengymnasten und Ergotherapeuten. Als

Beispiele seien Wassergymnastik, Trockengymnastik in Gruppen, Schmerzbewältigungskurse sowie Gelenkschutz- und Funktionstrainingsberatung für die erkrankten Gelenke genannt. Zum Programm gehören auch die Betreuung besonders schwer betroffener Menschen durch Hausbesuche oder Telefonate, die Hilfestellung bei behördlichen Angelegenheiten sowie viele praktische Ratschläge für die Meisterung des Alltags.

Beruf und rheumatische Erkrankungen

Tritt die Erkrankung bereits in jungen Jahren auf, muss bei der Berufswahl einiges bedacht werden. Günstig sind Berufe, die den individuellen Funktionsstatus des betroffenen jungen Rheumatikers berücksichtigen, die keine schwere körperliche Arbeit erforderlich machen und in geschlossenen Räumen ausgeübt werden können. Die Berufswahl sollte dabei vom Verlauf der Erkrankung und dem persönlichen Interesse geprägt werden.
Es werden einige Förderlehrgänge angeboten, die die Jugendlichen mit verschiedenen beruflichen Tätigkeiten bekannt machen. Zudem ist eine Arbeitserprobung als eine Art berufsvorbereitende Maßnahme möglich. Die Kosten dafür werden in der Regel von den Arbeitsämtern getragen. Auch eine Ausbildung in Berufsbildungswerken kann infrage kommen. Für Patienten, die bereits mehrere Jahre im Berufsprozess stehen und von einer rheumatischen Erkrankung betroffen sind, ist eine Verbesserung der Arbeitsbedingungen wichtig. Vermieden werden sollten schwere körperliche Tätigkeit, Kälte, Zugluft und Nässe. Sind diese Bedingungen nicht zu ändern, ist oft eine berufliche Neuorientierung unumgänglich. Nutzen Sie aber zuvor alle Beratungsmöglichkeiten, die Ihnen etwa von der Deutschen Rheuma-Liga, den Krankenkassen, den Rentenversicherungsträgern oder den Beratern der Arbeitsämter angeboten werden.

Eine Anpassung des Arbeitsplatzes oder andere innerbetriebliche Regelungen sind für das Selbstwertgefühl und das psychische Befinden immer eine bessere Alternative als eine Umschulung.

Entscheidend ist, dass die Behandlung von Rheumapatienten, welcher Art auch immer, der Erhaltung, der Besserung oder der Wiederherstellung der Erwerbsfähigkeit dienen soll.

Die Rentenversicherungsträger unterscheiden zwischen den Leistungen der medizinischen und der beruflichen Wiedereingliederung (Rehabilitation).

■ Die medizinische Rehabilitation umfasst die ärztliche Behandlung, Arznei- und Verbandsmittel, Heilmittel einschließlich Krankengymnastik, Ausstattung mit Körperersatzstücken, orthopädische und andere Hilfsmittel.

■ Die berufliche Wiedereingliederung ergänzt die Heilbehandlung und fördert die berufliche Neuorientierung über Fortbildung, Ausbildungs- oder Umschulungsmaßnahmen.

Schuhwerk und Bekleidung

Veränderungen unserer Füße können sich aus verschiedenen Gründen entwickeln. Prinzipiell können alle genannten Erkrankungen zu Veränderungen des Vor-, Mittel- und Rückfußes führen.

Bei entzündlichen rheumatischen Erkrankungen ist neben dem Sprunggelenk der Vorfuß besonders stark von der Entzündung betroffen. Aber auch bei Abnutzungserkrankungen zeigen sich die verschiedensten Veränderungen des Fußes. Bei Übergewichtigkeit kommt es relativ häufig zur Absenkung des Fußgewölbes mit der Entwicklung eines Spreiz- oder Plattfußes. Alle Fußveränderungen haben Rückwirkungen auf die Wirbelsäule und die übrigen gewichtstragenden Gelenke. Eine vernünftige Schuhversorgung ist deshalb besonders wichtig. Um gut angepasste ideale Schuhe zu bekommen, sollte man orthopädische Fachgeschäfte aufsuchen. Geeignete Schuhe schützen vor Kälte und Nässe, bieten eine gute Bewegungsfreiheit und vor allem eine fußgerechte Form zur Stützung unseres Fußgewölbes. Modische Schuhformen sind oft sehr ungeeignet, weil sie den Vorfuß zu eng einbinden, dadurch kommt es zu einer Beeinträchtigung der Zehenbeweglichkeit, unter Umständen auch zu Minderungen der Blutzirkulation und zu entsprechenden Druckstellen an den Zehen.

Neben der Schuhform sollten Sie auch auf die Art der Schuhsohle und die Absatzhöhe achten. Gummisohlen sind günstiger als Ledersohlen, weil sie verschleißfest und weicher beim Auftreten sind. Hohe Absätze haben ungünstige Auswirkungen durch die Stoßwirkung beim Auftreten. Insbesondere beim Hohlrücken werden beim Gehen die Erschütterungen auf die Bandscheiben der Lendenwirbelsäule übertragen. Ein chronischer Kreuzschmerz kann dadurch begünstigt oder auch verstärkt werden. Zu hohe Absätze führen auch zu einer Veränderung der Gewichtsverteilung auf den Fuß. Der Vorfuß wird dann stärker als der Rückfuß belastet und es kommt zu einer frühen Schwielenbildung unterhalb der Mittelfußköpfchen.

Falls Sie Einlagen tragen sollen, müssen Ihre Schuhe ausreichend Platz dafür bieten. Die Einlagen nur von orthopädischem Fachpersonal fertigen lassen und Ihrem Arzt zur Begutachtung zeigen!

Besonderes Augenmerk sollten sie auch auf Ihre Bekleidung richten. Sie muss so beschaffen sein, dass zu starke Abkühlung wie auch Überwärmung vermieden werden. Unterkühlung führt durch den Kältereiz zu einer Muskelanspannung. Bei einer Überwärmung werden die Hautgefäße erweitert, dadurch kommt es zu einer gesteigerten Wärmeabgabe. Eine geeignete Bekleidung wird der verstärkten Wetterempfindlichkeit vieler Rheumatiker gerecht. Besonders bei weichteilrheumatischen Beschwerden trägt sie zum Wohlbefinden bei. Am günstigsten sind locker sitzende Kleidungsstücke aus Naturfasern, die „schichtweise" an- und ausgezogen den Körper am besten an das Umgebungsklima anpassen.

Eine angemessene, temperaturausgleichende Bekleidung ist für Betroffene besonders wichtig

Gelenkentlastende Hilfsmittel

Viele Rheumakranke sind in ihrer Bewegungsfreiheit so eingeschränkt, dass tägliche Routinetätigkeiten nicht mehr oder nur noch eingeschränkt möglich sind. Der behandelnde Arzt wird dann neben einer Gelenkschutzberatung auch auf die Versorgung mit entsprechenden Hilfsmitteln hinweisen. Dabei steht die ganz individuelle Beratung eines jeden Betroffenen anhand seines Gelenkfunktionsstatus im Vordergrund. Je nach Funktionsausfall oder -beeinträchtigung können das Aufstehen, das Anziehen, die Körperhygiene, das Essen oder die Mobilität betroffen sein. Die entsprechenden Funktionsbögen, die hierbei erstellt werden können, sollen aufklären, welche ergänzende Eigeninitiative der Patient zur Bewältigung seiner Krankheit noch entwickeln kann.

Einen Überblick über gelenkentlastende Hilfsmittel gibt die Broschüre der Deutschen Rheuma-Liga „Mobil trotz Rheuma", die kostenlos beim Bundesverband der Deutschen Rheuma-Liga zu bestellen ist (Adresse im Anhang). Im Katalogteil werden über 120 Produkte beschrieben, die von Fachleuten nach ergotherapeutischen Gesichtspunkten begutachtet und von Betroffenen auf ihren Nutzen für den täglichen Gebrauch geprüft wurden. Die Hilfsmittel sind zu günstigen Konditionen über den „Rheuma-Shop", einem Partner der Deutschen Rheuma-Liga zu beziehen. Eine Auswahl dieser Hilfsmittel finden Sie auf den folgenden Seiten abgebildet.

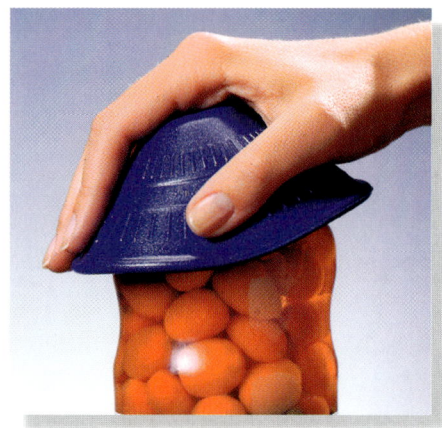

Schraubverschlussöffner aus abrutschfestem Material

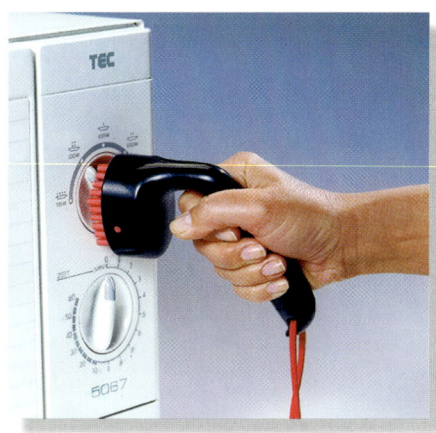

Die Drehhilfe verstärkt die Hebelkraft
und erleichtert das Drehen

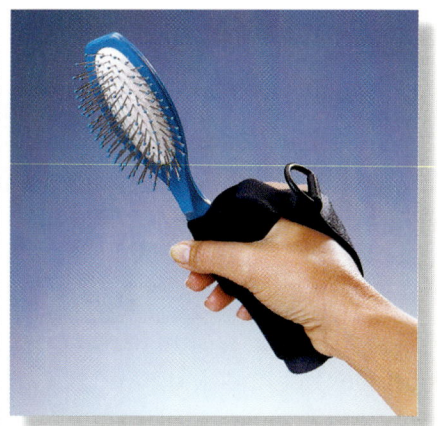

Universalhalter für Bürsten, Besteck oder
Schreibutensilien

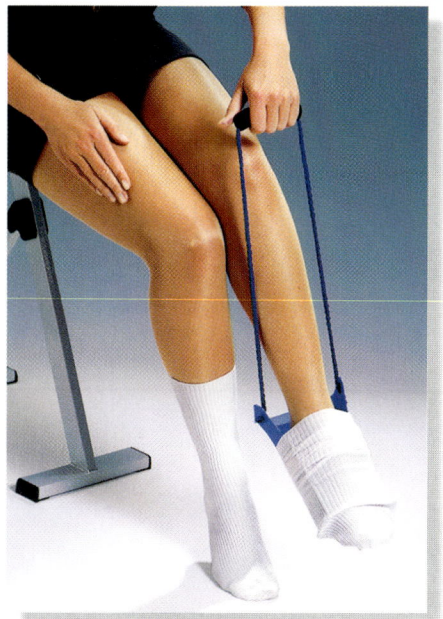

Sockenanziehhilfe

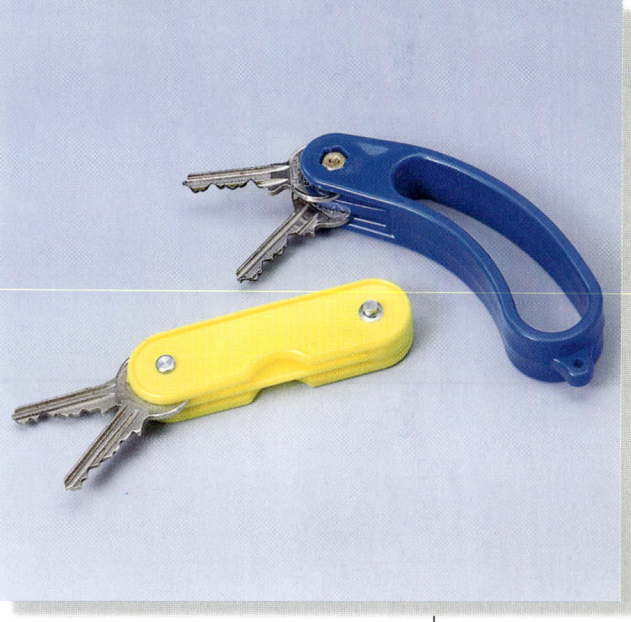

Schlüsseldrehhilfe

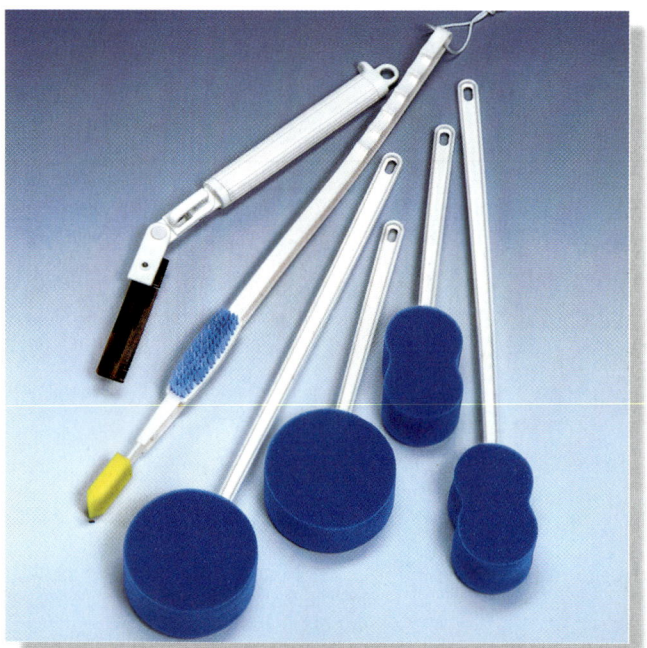

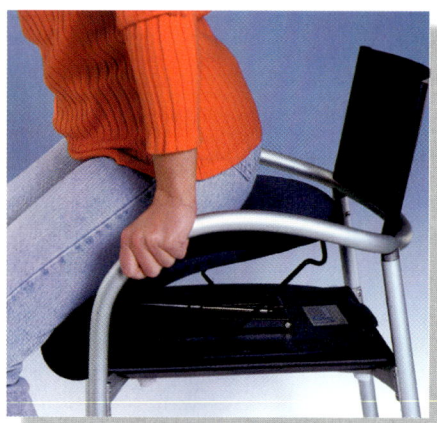

„Up-Lift", Aufstehhilfe

Fußreiniger und Badeschwämme
mit Stiel

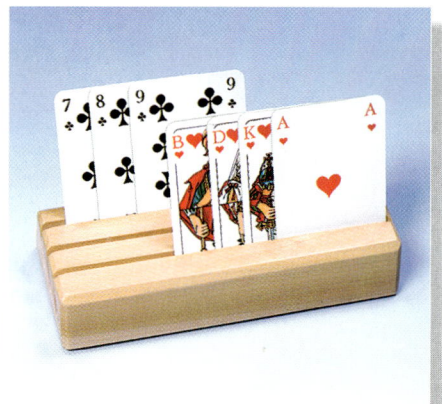

Spielkartenhalter

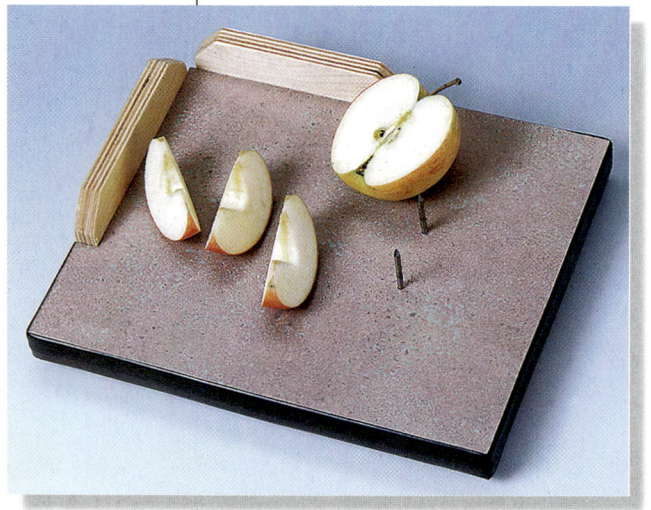

Schneidebrett

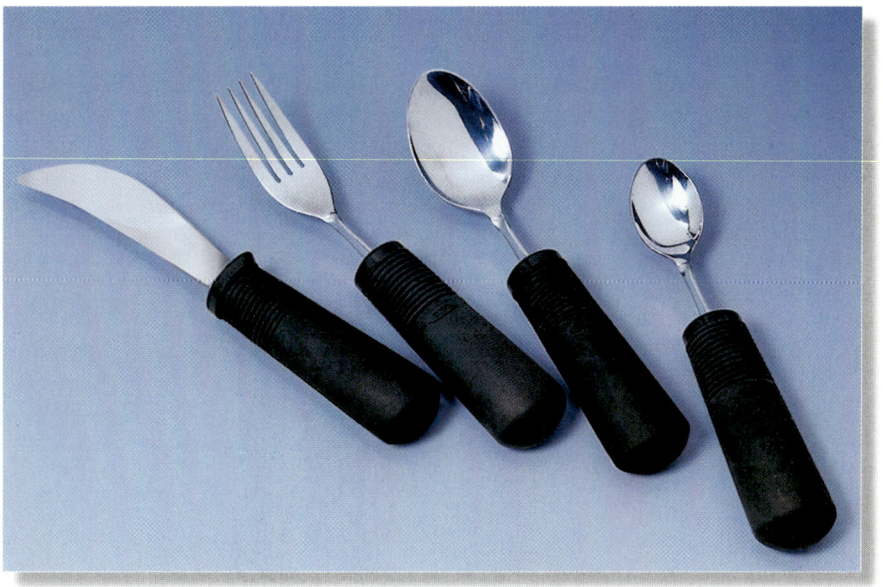

Besteck mit verstärkten Griffen

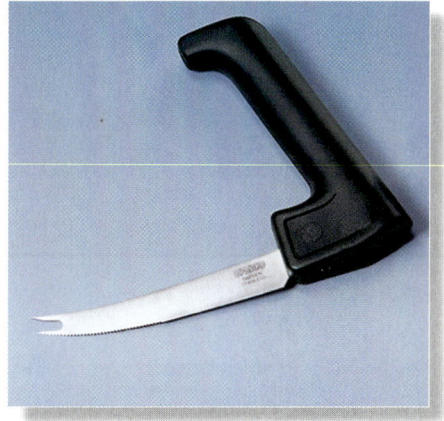

Schwedisches Gemüsemesser zur
besseren Übertragung der Handkraft
auf die Messerschneide

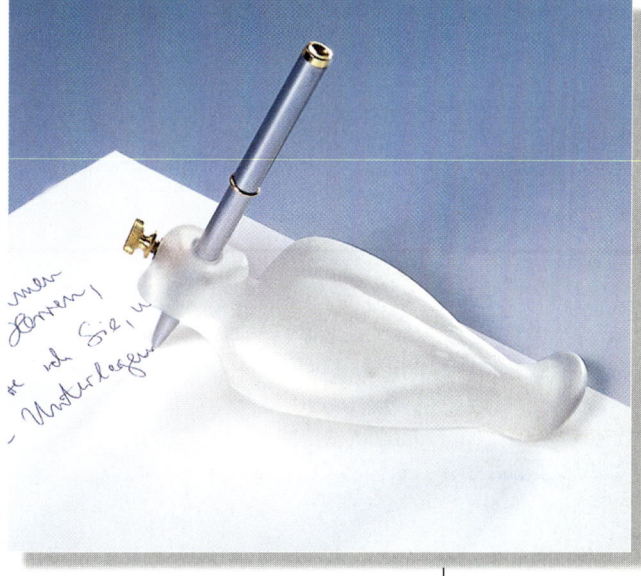

„Schreibvogel", Schreibhilfe für Personen
mit eingeschränkter Handfunktion

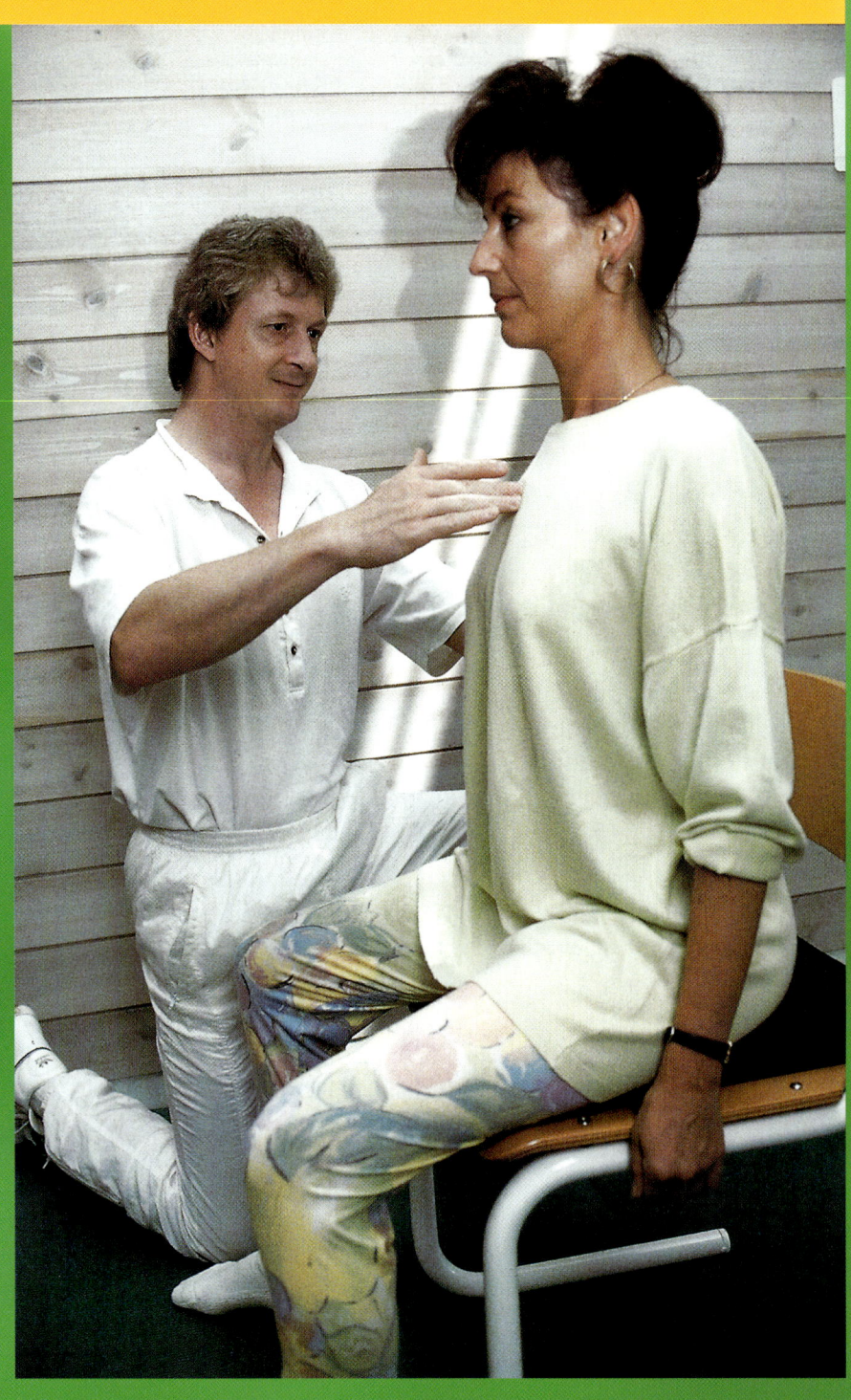

Glossar

Hier finden Sie verständliche Erklärungen für häufig verwendete Fachbegriffe.

Anamnese
Krankheitsgeschichte

Antigen
Artfremder Eiweißstoff, der im Körper die Bildung von Antikörpern bewirkt, die den Eiweißstoff selbst unschädlich machen

Antikörper
Reaktionsprodukt des Immunsystems auf einen Antigenreiz

Antirheumatika
Medikamente, die einen dämpfenden Einfluss auf die Entzündung und den Schmerz bei rheumatischen Erkrankungen haben

Arthritis
Gelenkentzündung

Arthrose
Gelenkverschleiß

Arthroskopie
Gelenkspiegelung

Autoimmunerkrankungen
Krankheiten, bei denen sich Antikörper gegen körpereigene Zellen ausbilden und eine Entzündung auslösen

Balneologie
Leitet sich von balneum = Bad ab; Lehre von der Bäderheilkunde

Bandscheibe
Elastische Gewebeplatte zwischen zwei Wirbelkörpern mit Stoßdämpferfunktion

Basismedikamente
Medikamente, die die Entzündung bei der chronischen Polyarthritis zum Stillstand bringen können

Bechterewsche Erkrankung
Rheumatische Erkrankung, die zur zunehmenden Versteifung der Wirbelsäule führen kann

Blutsenkungsreaktion
Absenkungsgeschwindigkeit der roten Blutkörperchen; wird nach einer und nach zwei Stunden durch Teilstriche angegeben

Borrelien
Bakterienart, die durch Zecken-
und Läusestiche auf den Menschen übertragen werden kann

Computertomographie
Hochauflösende Form der Röntgendiagnostik mit scheibenför-
miger Darstellung der zu unter-
suchenden Körperregion

Enzyme
Von tierischen und pflanzlichen
Zellen gebildete Eiweißkörper
mit Einflussnahme auf Stoffwechsel und Immunsystem

Ergotherapie
Ergon = Arbeit; Arbeitstherapie
bzw. Funktionstherapie

Fehlform
Weder aktiv noch passiv zu verändernde Störung der Wirbelsäu-
lenform

Fehlhaltung
Aktiv zu verändernde Fehlform
der Wirbelsäule

Fluor
Wichtiger Bestandteil knochen-
aufbauender Medikamente

Fraktur
Knochenbruch

Fresszellen
Weiße Blutkörperchen, die ein-
gedrungene Fremdstoffe aufnehmen und zerstören

Gicht
Stoffwechselerkrankung, die
durch vermehrte Harnsäureent-
stehung oder verminderte Harnsäureausscheidung entsteht

Heilanästhesie
Gezielte Schmerzpunktinjektio-
nen zur Unterbrechung von
Schmerzreflexen

Herzklappenfehler
Folgeerscheinung einer Herzin-
nenhautentzündung

HLA-B 27
Bei der Bechterewschen Erkrankung häufig vorkommendes Anti-
genmerkmal

Homöopathie
Heilverfahren, bei dem die
Krankheit mit Arzneimitteln in
höchster Verdünnung (Potenzie-
rung) behandelt wird

Immunsystem
Körpereigenes Abwehrsystem,
das vor allem durch die Zellen
des weißen Blutsystems getragen
wird

Immunsuppressiva
Mittel zur Unterdrückung des
körpereigenen Abwehrsystems

Kernspintomographie
Modernes computergestütztes
Verfahren zur Herstellung von
Schnittbildern des Körpers ohne
den Einsatz von Röntgenstrahlen

Kollagenosen
Entzündliche rheumatische Erkrankungen des Kollagens
(Bindegewebsanteil), welches
als Gerüststruktur in allen Organen vorzufinden ist

Kompression
Zusammenpressung, Quetschung

Kortikoide
Synthetisch hergestellte Hor-
mone der Nebennierenrinde mit
ausgeprägter entzündungshemmender Wirkung

Lupus erythematodes
Häufigste entzündliche Bindege-
webserkrankung (Kollagenose)

Lyme-Arthritis
Lyme = amerikanische Stadt im
Bundesstaat Connecticut; die danach benannte Gelenkentzündung wurde dort erstmals beobachtet

Meniskus
(Mehrzahl Menisken) Zwischen-
knorpel im Kniegelenk

Morbus
Krankheit

Osteoporose
Verminderung der Knochen-
masse und Knochenqualität
meist mit zunehmendem Alter
und durch besondere Risiko-
faktoren ausgelöst

Polyarthritis
Entzündung mehrerer Gelenke

Polymyalgia rheumatica
Entzündliche Muskelerkrankung
älterer Menschen, mit ausgeprägter morgendlicher Steifigkeit
meist des Schultergürtels und/
oder auch des Beckengürtels

Prophylaxe
Vorbeugung

Punktion
Einstich einer Hohlnadel oder
sehr dünnen Sonde in Blutgefäße, Organe oder Körperhohl-
räume, um Flüssigkeit oder Gewebe zu diagnostischen Zwe-
cken zu entnehmen bzw. um Medikamente oder Kontrastmittel
einzubringen

Purin
in den Zellkernen vorkommende chemische Verbindung wird zu Harnsäure abgebaut

Radiusschaft
Speichenknochen des Unterarmes

Reaktiv
Als Reaktion auf einen Reiz, besonders auf eine außergewöhnliche Belastung auftretend

Regeneration
Wiederherstellung

Rezeptor
Ende von Nervenfasern zur Aufnahme von Reizen

Rheuma
Aus dem Griechischen kommender Begriff, der so viel wie „fließender Schmerz" bedeutet

Rheumafaktoren
Charakteristische Antikörper, die gehäuft bei der chronischen Polyarthritis zu finden sind.

Rheumatisches Fieber
Durch Streptokokken ausgelöste Form der reaktiven Arthritis

Risikofaktor
Krankheitsfördernde Situation

Sauerstoffradikale
Bei der Entzündung freigesetzte hochtoxische Sauerstoffreaktionsprodukte

Schenkelhalsfraktur
Häufige Bruchstelle bei der Osteoporose

Streptokokken
Bakterien, die Krankheiten auslösen

Streptokokkenrheumatismus
Durch Streptokokken ausgelöstes rheumatisches Fieber

Synovia
Gelenkschmiere

Synovialis
Gelenkinnenhaut

Thrombozytär
Auf die Thrombozyten (Blutplättchen) bezogen

Tophus, Mehrzahl: **Tophi**
Knoten bei der Gicht, vor allem am Ohr

Adressen

Deutsche Rheuma-Liga – Aktiv bleiben. Aktiv werden.

1970 entstand die erste Hilfs- und Selbsthilfegemeinschaft rheumakranker Menschen in der Bundesrepublik: Die Deutsche Rheuma-Liga. Damals wie heute stand dabei der Gedanke im Mittelpunkt, dass die medizinische Versorgung der Betroffenen allein nicht ausreicht.

Damit Millionen von Rheumakranken aktiv bleiben, wurden und werden hier Betroffene gemeinsam mit Fachleuten und engagierten Bürgern aktiv.

Über 175 000 Menschen sind heute Mitglied in der Deutschen Rheuma-Liga, ihren 16 Landes- und 3 Mitgliedsverbänden. Damit ist die Deutsche Rheuma-Liga die größte deutsche Selbsthilfeorganisation im Gesundheitsbereich. Betroffene, Bürger und Fachleute setzen sich gemeinsam ein für:

■ die Beratung und Betreuung von rheumakranken Menschen
■ die Aufklärung der Öffentlichkeit über rheumatische Erkrankungen
■ die Kooperation von Ärzten, Patienten, Therapeuten, Helfern
■ die Verbesserung der medizinischen und sozialmedizinischen Versorgung
■ die politische Interessenvertretung der rheumakranken Menschen

Fast überall: Das Netzwerk der Deutschen Rheuma-Liga

Die Deutsche Rheuma-Liga ist bundesweit mit über 800 örtlichen Gruppen vertreten. Ihre Stärke heißt Eigeninitiative! Denn erst das Engagement von rheumakranken Menschen, ihren Angehörigen und 4 500 ehrenamtlichen Helfern macht dieses im Gesundheitsbereich einmalige Selbsthilfe-Netzwerk möglich. Es umfasst:

Fachliche Hilfen wie
■ Bewegungstherapie
■ Ergotherapeutische Behandlung und Schmerzbewältigungskurse
■ sozialrechtliche Beratung und Vermittlung von Pflegediensten

Selbsthilfe wie
- persönliche Beratung
- Selbsterfahrungs- und Gesprächsgruppen
- Elternkreise und Treffen für Junge Rheumatiker
- Kreativgruppen zu Kunst, Musik und Tanz
- Ausflüge, gesellige Veranstaltungen

Information und Aufklärung wie
- unsere Mitgliederzeitschriften
- Bücher, Broschüren, Audio- und Videokassetten
- Patientenseminare, Informationsveranstaltungen

Fortbildung wie
- Seminare für ehrenamtliche Mitarbeiter der Rheuma-Liga und für interessierte Berufsgruppen

Kooperationen
- mit allen an der Rheumaversorgung beteiligten Instanzen, Organisationen und Gruppen

Landes- und Mitgliedsverbände

Deutsche Rheuma-Liga Bundesverband e.V.
Maximilianstr. 14, 53111 Bonn
Info-Telefon: 02 28/7 66 70 80
Fax: 02 28/7 66 06 20

Deutsche Rheuma-Liga Baden-Württemberg e.V.
Kaiserstr. 16, 76646 Bruchsal
Tel.: 0 72 51/8 30 39
Fax: 0 72 51/8 33 60

Deutsche Rheuma-Liga Bayern e.V.
Fürstenriederstr. 90
80689 München
Tel.: 0 89/54 61 48 90
Fax: 0 89/54 61 48 95

Deutsche Rheuma-Liga Berlin e.V.
Am Kleinen Wannsee 5
14109 Berlin
Tel.: 0 30/8 05 40 16
Fax: 0 30/8 05 62 93

Deutsche Rheuma-Liga Brandenburg e.V.
Friedrich-Ludwig-Jahn-Str. 19
(AOK)
03044 Cottbus
Tel.: 03 55/78 09 70
Fax: 03 55/78 09 73 51

**Deutsche Rheuma-Liga
Bremen e.V.**
Bgm.-Smidt-Str. 95
28195 Bremen
Tel.: 04 21/1 76 14 29
Fax: 04 21/1 76 17 17

**Deutsche Rheuma-Liga
Hamburg e.V.**
Friedrichsberger Str. 60, Hs. 21
22081 Hamburg
Tel.: 0 40/2 00 51 70
Fax: 0 40/2 00 50 10

**Deutsche Rheuma-Liga
Hessen e.V.**
Hegarstr. 12
60529 Frankfurt/M.
Tel.: 0 69/35 74 14
Fax: 0 69/35 35 35 23

**Deutsche Rheuma-Liga
Mecklenburg-
Vorpommern e.V.**
„Gemeinsames Haus"
Henrik-Ibsen-Str. 20
18106 Rostock
Tel.: 03 81/ 7 69 68 07
Fax: 03 81/7 69 68 08

**Deutsche Rheuma-Liga
Niedersachsen e.V.**
Kurt-Schumacher-Str. 14
30159 Hannover
Tel.: 05 11/1 33 74
Fax: 05 11/1 59 84

**Deutsche Rheuma-Liga
Nordrhein-Westfalen e.V.**
Haroldstr. 18
40213 Düsseldorf
Tel.: 02 11/13 84 60
Fax: 02 11/1 38 46 24

**Deutsche Rheuma-Liga
Rheinland-Pfalz e.V.**
Kurhaustr. 5
55543 Bad Kreuznach
Tel.: 06 71/3 53 80
Fax: 06 71/4 50 62

**Deutsche Rheuma-Liga
Saar e.V.**
Schmollerstr. 2b
66111 Saarbrücken
Tel.: 06 81/3 32 71
Fax: 06 81/13 32 84

**Deutsche Rheuma-Liga
Sachsen e.V.**
Nikolaistr. 38/45
04109 Leipzig
Tel.: 03 41/1 21 21 46/7
Fax: 03 41/12 12 103

**Deutsche Rheuma-Liga
Sachsen-Anhalt e.V.**
Wolfgang-Borchert-Str. 75-77
06126 Halle/Saale
Tel.: 03 45/6 95 15-15
Fax: 03 45/6 95 15-15

Deutsche Rheuma-Liga
Schleswig-Holstein e.V.
Melanchthonstr. 31
24114 Kiel
Tel.: 04 31/6 17 77
Fax: 04 31/67 19 77

Deutsche Rheuma-Liga
Thüringen e.V.
Am Eichberg
07407 Etzelbach
Tel.: 03 67 42/6 52 50, -6 52 51,
-6 52 52
Fax: 03 67 42/6 52 55

Andere Selbsthilfe-
organisationen

Arbeitskreise
Lupus Erythematodes
Arbeitskreis Vaskulitis
Elternkreise rheumakranker
Kinder und Jugendlicher
sowie Clubs junger
Rheumakranker
Auskünfte beim Bundesverband
der Deutschen Rheuma-Liga und
bei den Landesverbänden

Rheumafoon Berater

Beate Kneer, Ulm
07 31/72 21 91
Katrin Becker, Neuried
0 89/75 00 55

Anne Balschun, Berlin
0 30/8 55 55 35
Monika Rademacher, Bremer-
haven, 04 71/30 63 11
Heike Hellwig, Frankfurt,
0 69/5 97 40 10
Renè Witt, Rostock,
03 81/71 00 06
Isabel Tröbs, Naumburg,
0 34 45/70 28 80
Angela Kuchel, Süsel,
0 45 24/6 66

Deutsche Vereinigung
Morbus Bechterew e.V.
Metzgergasse 16
97421 Schweinfurt
Tel.: 0 97 21/2 20 33
Fax: 0 97 21/2 29 55

Lupus Erythematodes
Selbsthilfegemeinschaft e.V.
Göllenkamp 3
44357 Dortmund
Tel.: 02 31/37 02 86
Fax: 02 31/37 02 86

Selbsthilfegruppe
Sklerodermie
in Deutschland e.V.
Jagdstr. 1
90559 Burgthann
Tel.: 0 91 88/5 12
Fax: 0 91 88/38 67

Weiterführende Literatur

Becher, F./Keck, E.: Rheuma. Erkennen – Behandeln. Ein Ratgeber für Betroffene, Partner und Angehörige. Hrsg.: Dt. Rheuma-Liga Bundesverband e.V. Herder 1993

Bircher-Benner-Handbücher Bd. 8: Handbuch für Rheuma- und Arthritiskranke. Bircher-Benner 1993

Boggs, Jo. A.: Leben und Lieben trotz Rheuma. Ein Ratgeber für Rheumakranke und ihre Lebensgefährten. Hrsg. v. Horn, Ulrich. Verlag für Medizin 1982

Dudley Hart, F.: Rheuma besser verstehen. Bearb. v. Keck, E. pmi 1991

Gabs, U.: Das Anti-Rheuma-Buch. Vorbeugen, bessern, heilen – Empfohlen vom Rheuma-Hilfswerk Deutschland e.V. Jopp 1991

Jungmann, J.: Ich habe Rheuma – und lasse mich nicht unterkriegen. Eine junge Frau berichtet über ihr Leben mit der Krankheit. Econ 1993

Hausmann, R.: Rheuma verstehen und behandeln. Govi 1995

Leibold, G.: Rheuma. Auf natürliche Weise behandeln und lindern. FALKEN 1994

Puhl, W./Rentschler, G.: Rheuma. Erkennen – Vorbeugen – Behandeln. Midena 1996

Schöne, B.: Der sanfte Weg. Der naturmedizinische Rheuma-Ratgeber. Knaur 1988

Register

Aktivität, körperliche 60
Akupunktur 78
Anamnese 48
Antirheumatika, langsam
   wirkende 65/66
Arbeitsbedingungen 107
Arthritiden, reaktive 27/28
Arthritis
– bei Schuppenflechte 27
– juvenile chronische 26
Arthrosen 20, 35–37
Autoimmunerkrankung 32

Bandscheiben 8, 11
Bandscheibenschädi-
   gungen 38
Bandscheibenvorfall 17,
   41/42, 50
Basistherapeutika 65/66
Bechterewsche Erkrankung
   29/30
Behandlung, äußerliche 68
Behandlungserfolge 58
Behandlungskonzept 58
Bekleidung 109
Belastungsschmerz 13
Berufswahl 107
Beschwerden, psychische
   105–106
Bewegung 85
Bewegungseinschrän-
   kung 22

Bewegungstherapie 69/70
Bindegewebserkrankungen,
   entzündliche 32–34
Blutsenkungsreaktion 52
Borrelieninfektion 28/29
Brustkorbschmerzen 40

Computertomographie 54/55

Deutsche Rheuma-Liga 27, 106,
   110, 119–122

Einflüsse, seelische 19
Einlagen 81, 109
Einlaufschmerz 13
Eisbeutel 71
Elektrotherapie 72
Endoprothesen-
   implantation 80
Entspannungstherapie 105
Entzündungssymptome 22
Enzymtherapie 77/78
Ergotherapie 73/74
Ernährung 20, 59

Fehlhaltung 19
Fibromyalgie 46
Fieber, rheumatisches 26, 28
Funktionseinschränkung 15
Funktionstraining 74
Fußgymnastik 81

Ganzkörperkältetherapie 71
Gelenke 9
– Formveränderung 16
– künstliche 81
– Verschleißerscheinungen 10/11
Gelenkentzündung 15
Gelenkinnenhaut, Schädigung 35
Gelenkleiden, degenerative
    (Arthrosen) 35–37
Gelenkleiden, entzündliche
    22–34
– bei Kindern 25–27
– Diagnose 22–24
– nach dem 60. Lebensjahr 25
– Therapie 22–24
Gelenkpunktion 55
Gelenkschmiere 9
Gelenkschutztraining 73
Gelenkschwellung 14/15
Gelenkspiegelung 55
Gelenksteifigkeit 22
Gicht 20, 31/32
Gichtanfälle 31, 60
Gichtbehandlung 32
Gichtpräparate 67/68
Goldpräparate 65

Haltungsfehler 58/59
Haltungsstörungen 19/20
Harnsäurekristalle 31
Hautrötung, schmetterlings-
    förmige 33
Heilmittel, natürliche 74/75
Hexenschuss 9, 11, 41
Hilfsmittel, gelenkentlas-
    tende 110–113

Hochfrequenztherapie 72
Holzbock 28
Homöopathie 79
Hüftgelenksarthrose 36

Immunsystem 17/18
Infektionen 18
Ischiasschmerz 9, 11, 13
Ischiassyndrom 41
Isolation, soziale 106

Kältekammer 71
Kältekompressen 71
Kältepackungen 61
Kältetherapie 70/71
Kaltlufttherapie 71
Kernspintomographie 54/55
Kneipp-Therapie 79/80
Kniegelenksarthrose 36
Knochen 9
Knochendichtemessung 43
Knochenmasse, Verminde-
    rung 42
Knorpelabrieb 10
Knorpelabschliff 35
Knorpelschutzpräparate 36, 67
Kollagenosen 32
Körpergewicht,
    erhöhtes 20
Körperhaltung, richtige 58/59,
    83/84
Kortisonpräparate 64/65
Krankengeschichte 48/49
Krankengymnastik 69
Kreuzschmerzen 40–42
Kurorttherapie 74/75

Laboruntersuchungen 52–54
Lupus erythematodes 32/33
Lymearthritis 28/29

Massagetherapie 71
Maßnahmen, physikalische
    69–74
Merkmal, genetisches 18, 30
Methotrexat 65
Mineralstoffe 76/77
Mithilfe des Patienten 57
Muskulatur, Verspannungen 16

Nackenschmerzen 40
Naturheilverfahren 76–79
Nervenkompressions-
    schmerz 13
Nervenreizung 17
Normalhaltung 19

Osteoporose 20, 42/43, 60, 64
Osteoporosepräparate 66/67

Packungen 68
Phytotherapie 78/79
Polyarthritis, chronische 24/25
Polyarthrose 37
Psyche 105
Purine 31/32, 60
Purinstoffwechsel, Störung 31

Reflextherapie 71/72
Rehabilitation
– medizinische 108
– stationäre 75
– wohnortnahe 75

rheumachirurgische Eingriffe
    80/81
Rheumadiät, spezielle 59
Rheumafaktoren 52
rheumagymnastische Übungen
    86–104
– für Finger und Hände 89–95
– für Wirbelsäule und Schulter-
    gelenke 95–104
Rheuma-Shop 110
Röntgenuntersuchungen 54
Rötung 15
Rückenschmerzen 43
– tiefsitzende 29, 40–42

Salben 68
Schmerzbogen 14
Schmerzen 13/14, 22
Schmerzlokalisation 14
Schmerzmedikamente, kortison-
    freie 62/63
Schmerzmessung 51
Schmerzqualität 14, 50/51
Schmerzrezeptoren 50, 51
Schmerztherapie
– symptomorientierte 51/52
– ursächliche 51
Schmerzverstärkung 19
Schuhwerk 108/109
Schultergelenk, Schädigung 37
Schulterschmerzen 40
Schwellung 22
Sehnenansatzschmerz 14, 45
Selbsthilfeorganisationen 106
Selbsthilfetraining 73/74
Situation, psychische 106

Sitzen, dynamisches 86–88
Sklerodermie 33
Sport 85
Steifigkeit, morgendliche 37
Stoffwechselstörungen 20
Streptokokkenrheumatismus
    25, 28
Synovektomie 80

Tendomyopathie 46
Tennisellenbogen 14, 45
Tenosynovektomie 80
Therapie
– manuelle 73
– medikamentöse 61–68
– mit Gleichstrom 72
– mit Wechselstrom 72
Training, berufsorientiertes 74
Trockenbürstungen 61

Überwärmung 15, 22
Übungen
– für Finger und Hände 89–95
– für Wirbelsäule und Schulter-
    gelenke 95–104
– rheumagymnastische 86–104

Ultraschalluntersuchungen 54
Untersuchungen
– ergänzende 52–55
– körperliche 49/50

Vererbung 18
Vitamine 76/77
Vorfußveränderungen 81

Wärmetherapie 70
Wassertherapie 70
Weichteilrheumatismus 44–46
Wiedereingliederung,
    berufliche 108
Wirbelkörper 8
Wirbelsäule 8, 11
– Untersuchung 49
Wirbelsäulenerkrankungen,
    Leitsymptome 39
Wirbelsäulenleiden, degene-
    rative 38–42
Witwenbuckel 43

Young Rheumis 27

Zeckenbisse 18

Im FALKEN Verlag sind zahlreiche Titel zum Thema „Gesundheit" erschienen.
Überall da, wo es Bücher gibt.

Dieses Buch wurde auf chlorfrei gebleichtem und säurefreiem Papier gedruckt.

Der Text dieses Buches entspricht den Regeln der neuen deutschen Rechtschreibung.

Wir danken der Deutschen Rheuma-Liga in Bonn für die freundliche Überlassung von
Informationsmaterial sowie dem mkg!-Verlag, Bad Dürkheim, für die zur Verfügung ge-
stellten Abbildungen von Hilfsmitteln.
Herzlichen Dank auch an Frau Mia Schmidt für die rheumagymnastischen Übungen
der Seiten 86 bis 104.

ISBN 3 8068 2000 7

© 1998 by FALKEN Verlag, 65527 Niedernhausen/Ts.
Umschlaggestaltung: Elisabeth Berthauer
Redaktion: Herbert Habicht/Elke Müller
Herstellung: Jürgen Domke
Titelbild: BAV/Helga Lade Fotoagentur, Frankfurt a. M.
Foto Umschlagrückseite: Studio Hesselmann, München
Fotos: IFA-BILDERTEAM, Frankfurt: S. 2 (J. Heron); 21 (Diaf); **Mauritius,** Mittenwald: S. 1
(SDP); **Medizin Journalistik Rückert,** Hamburg: S. 47, 114; **Okapia,** Frankfurt: S. 56
(NAS/Tim Davis); **TONY STONE IMAGES,** München: S. 12 (J. Darell); 82 (L. Adamski Peek);
WDV Wirtschaftsdienst, Bad Homburg: S. 7 (E. Toncar); **mkg!-Verlag für Medien, Kom-
munikation und Gesundheit GmbH,** Bad Dürkheim: S. 110, 111, 112, 113; **FALKEN Archiv,**
Studio Hesselmann, München: S. 87, 88, 89, 91, 92, 93, 94, 96, 97, 98, 99, 100, 101, 102, 103, 104
Zeichnungen: G. Scholz, Dornburg: S. 16, 24, 30, 31, 41, 44

Satz: Die Feder GmbH, Wetzlar
Druck: Appl, Wemding

817 2635 4453 6271

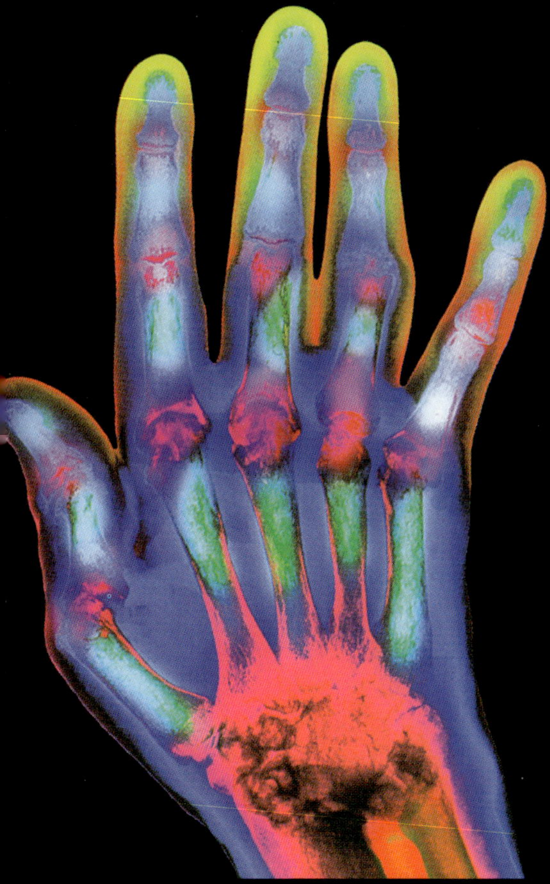

Informationsbroschüre für Patienten

Bundesverband für
Gesundheitsinformation und
Verbraucherschutz
– Info Gesundheit e.V.

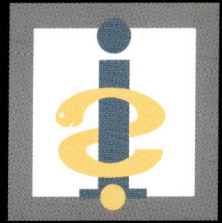

Rheumatoide Arthritis

VOLKSKRANKHEIT
RHEUMA

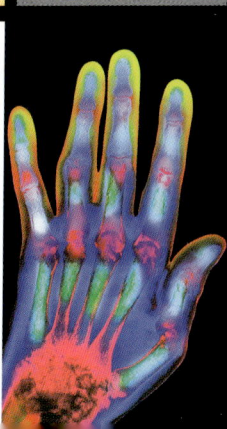

VORWORT

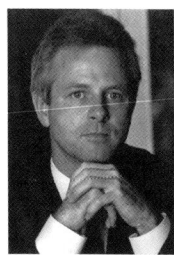

**Professor Dr. med.
Bernhard Manger**

■ Hinter dem Begriff „Rheuma", mit dem umgangssprach-
lich Erkrankungen des Bindegewebes sowie des Stütz-
und Bewegungsapparates bezeichnet werden, verbergen
sich Hunderte von Krankheiten, die sich alle in ihrem
Verlauf und ihrer Behandlung unterscheiden.

Die rheumatoide Arthritis ist die häufigste primär entzündliche Gelenk-
erkrankung und kommt bei etwa einem Prozent der Gesamtbevölkerung
vor. Die Krankheit nimmt in vielen Fällen einen chronischen Verlauf, ist
geprägt von Schmerzen sowie zunehmender Behinderung und beein-
flußt auch die Gesamtlebenserwartung. Trotz der Häufigkeit und der
zum Teil schwerwiegenden Folgen für die Betroffenen sind die Behandlungsmöglichkeiten dieser Erkrankung bisher noch nicht zufrieden-
stellend. Zwar gibt es eine ganze Reihe von Medikamenten, die
schmerzlindernd und entzündungshemmend bei der rheumatoiden
Arthritis eingesetzt werden, jedoch sind nur wenige Substanzen in der
Lage, den Verlauf der Gelenkzerstörung zu beeinflussen.

In den letzten 20 Jahren wurden in der Grundlagenforschung sehr viele Erkenntnisse über die Wirkungsweise unseres Immunsystems gewonnen, was insbesondere für die Diagnose und Behandlung chronisch entzündlicher Erkrankungen von Bedeutung ist. Diese Erkenntnisse eröffnen nun Möglichkeiten, mit immunologisch wirksamen Substanzen noch gezielter in die Entzündungs- und Gewebszerstörungsmechanismen der rheumatoiden Arthritis einzugreifen. Für den Erfolg der Behandlung ist aber besonders wichtig, eine möglichst frühzeitige Diagnose und konsequente Therapie durchzuführen. Neben alledem dürfen die nicht-medikamentösen Ansätze der Rheumatherapie, wie orthopädische, physio- und ergotherapeutische Maßnahmen und insbesondere auch die Patientenschulung, nicht vernachlässigt werden.

Diese Broschüre trägt dazu bei, den Patienten besser über seine Erkrankung und die Behandlungsmöglichkeiten zu informieren, denn ein informierter Patient kann durch sein Verhalten viel zur Beeinflussung des Krankheitsverlaufs und zum eigenen Wohlbefinden beitragen.

Prof. Dr. med. Bernhard Manger
Medizinische Klinik mit Poliklinik
Institut für Klinische Immunologie
und Rheumatologie
Friedrich-Alexander-Universität
Erlangen-Nürnberg

VOLKSKRANKHEIT RHEUMA

■ Fast jeder hat im Laufe seines Lebens schon einmal unter
Schmerzen in den Gelenken gelitten. Meist verschwinden die
Gelenkschmerzen ebenso plötzlich, wie sie gekommen sind. Sie
können jedoch auch erste Anzeichen einer rheumatischen Erkrankung sein. Hinter dem Sammelbegriff Rheuma verbergen sich eine
Vielzahl von Erkrankungen des Bewegungs- und Stützapparates.
Die Beschwerden reichen vom gelegentlichen Ziehen in der Schulter bis hin zu verkrüppelten Gelenken, die kaum noch bewegt werden können und unerträglich schmerzen.

Rund drei Millionen Menschen in Deutschland sind so schwer an
Rheuma erkrankt, daß eine dauerhafte medizinische Betreuung
erforderlich ist. Davon leiden eine Million an rheumatoider Arthritis,
einer Erkrankung, bei der die chronischen Schmerzen und die fortschreitende Zerstörung der Gelenke es den Patienten erschwert,
den Alltag zu bewältigen. Rheuma ist keine typische Alterserkran-
kung, meist treten die ersten Symptome zwischen dem 30. und
dem 60. Lebensjahr auf.

■ Zum rheumatischen Formenkreis werden nach einer sehr weit gefaßten
Definition der Weltgesundheitsorga-
nisation (WHO) alle vorübergehenden oder chronischen, mit Schmerzen
oder Funktionsverlusten einhergehen-
den Störungen des Bewegungsapparates und der Stützorgane, also der
Muskeln, Sehnen, Muskelhüllen, Knochen, Gelenke und Bänder, zusam-
mengefaßt.

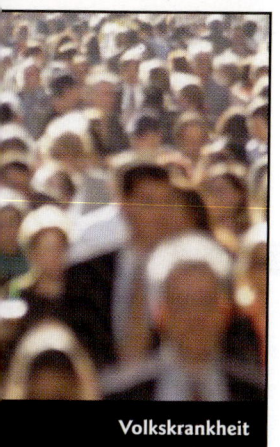

**Volkskrankheit
Rheuma**

Rheumapatienten stehen zahlreiche Behandlungsmöglichkeiten zur Verfügung. Möglichst frühzeitig mit der Behandlung zu beginnen, ist insbesondere bei der rheumatoiden Arthritis entscheidend. Nur durch eine frühzeitige Diagnose und eine konsequente Therapie können irreparabele Gelenkschäden vermieden werden.

RHEUMA HAT VIELE NAMEN

■ Rheumatische Erkrankungen haben unterschiedliche Ursachen und verlaufen verschiedenartig. Allen gemeinsam sind Schmerzen und Funktionseinschränkungen des Bewegungsapparates. Rheuma kann also Gelenke, Knochen, Sehnen, Bänder und Muskeln betreffen. Eine klare Trennung der verschiedenen rheumatischen Krankheitsbilder ist nicht leicht, da diese auch nacheinander oder gleichzeitig auftreten können. Hierzu gehören:

■ Rheumatoide Arthritis (= chronische Polyarthritis), chronische Entzündung mehrerer Gelenke, auch Organe können befallen sein
■ Psoriasis Arthritis, Gelenkentzündung bei Schuppenflechte
■ Infektiöse Arthritis, Infektion der Gelenkhöhle
■ Morbus Bechterew, chronische Wirbelsäulenerkrankung
■ Juvenile Arthritis, chronische, vor dem 16. Lebensjahr auftretende, über 3 Monate andauernde Arthritis mit/ohne Organbeteiligung
■ Sklerodermie, Erkrankung mit Verdickung und Verhärtung von Haut und Organen
■ Lupus erythematodes, Befall zahlreicher Organe mit variablem Krankheitsverlauf
■ Arthrosen, Abnutzungserscheinungen der Knie-, Hüft-, Schulter- und Fingergelenke oder der Wirbelsäule, die durch Verschleiß entstehen
■ Fibromyalgie, Schmerzerkrankung des Bewegungsapparates

■ Eine der schwerwiegendsten rheumatischen Erkrankungen ist die rheumatoide Arthritis, die häufig auch als chronische Polyarthritis bezeichnet wird. Bei dieser Erkrankung sind, wie der Name schon andeutet, nicht nur einzelne, sondern mehrere („poly") Gelenke betroffen. Die Erkrankung beginnt mit einer Entzündung der Gelenkinnenhaut. Diese schützt den Gelenkknorpel vor Abnutzung durch die Bildung eines dünnflüssigen Schleims, der sogenannten Gelenkschmiere. Im Verlauf der Erkrankung treten Wucherungen der Gelenkinnenhaut auf, die den umliegenden Knorpel zerstören. Durch den Verlust der schützenden Knorpelschicht wird die Reibung im Gelenk erhöht. Dies und die zusätzlich einsetzende Knochenzerstörung führen zu verkrüppelten, schmerzenden Gelenken.

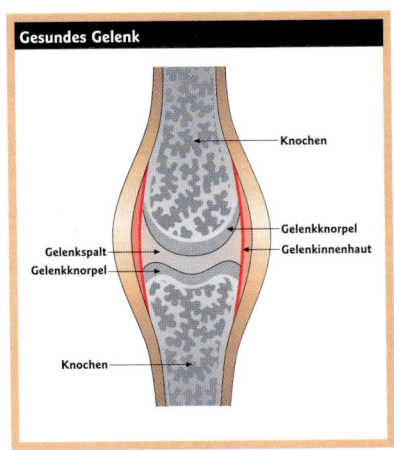

Gesundes Gelenk

Knochen

Gelenkknorpel
Gelenkinnenhaut

Gelenkspalt
Gelenkknorpel

Knochen

Gelenke machen Bewegungen erst möglich. Daher sind die Knochenenden zu ineinander passenden Gelenkenden ausgebildet: der Gelenkpfanne und dem Gelenkkopf. Beide Teile sind mit einer dünnen Knorpelschicht überzogen, die als eine Art Stoßdämpfer wirkt. Darüber hinaus verhindert sie, daß die Knochen aneinander reiben. Bei fast jeder Bewegung wird neue Gelenkschmiere, die zudem wichtige Nährstoffe für den Knorpel enthält, in den Spalt zwischen den Gelenken gepreßt.

IRRTUM DES IMMUNSYSTEMS?

■ Die genauen Ursachen der rheumatoiden Arthritis sind
trotz intensiver Forschung bis heute nicht abschließend
geklärt. Nach Ansicht von Experten ist die rheumatoide
Arthritis eine sogenannte Autoimmunerkrankung, das
heißt eine fehlgeleitete Abwehrreaktion gegen Strukturen
des eigenen Körpers.

Normalerweise unterscheidet unser Immunsystem sehr genau zwischen
Fremdkörpern (zum Beispiel Bakterien oder Viren) und körpereigenen
Zellen. Bei Autoimmunerkrankungen erkennt das Immunsystem körpereigene Zellen oder eigenes Gewebe fälschlicherweise als körperfremd
und attackiert diese. Man vermutet, daß bei der rheumatoiden Arthritis
bestimmte weiße Blutkörperchen, die sogenannten T-Zellen, Zellen der
Gelenkinnenhaut mit Krankheitserregern oder körperfremden Zellen ver-
wechseln, angreifen und zerstören. Durch diese Abwehrreaktion wird
eine Entzündung ausgelöst. Im weiteren Verlauf werden andere Immunzellen aktiviert und entzündungsfördernde Stoffe freigesetzt, die diesen
Prozeß verstärken und aufrechterhalten. Bei besonders schwerem
Krankheitsverlauf kann sich diese Zerstörung körpereigener Zellen durch
das Immunsystem sogar auf innere Organe (zum Beispiel Herz,
Lungen, Augen und Gefäße) ausbreiten.

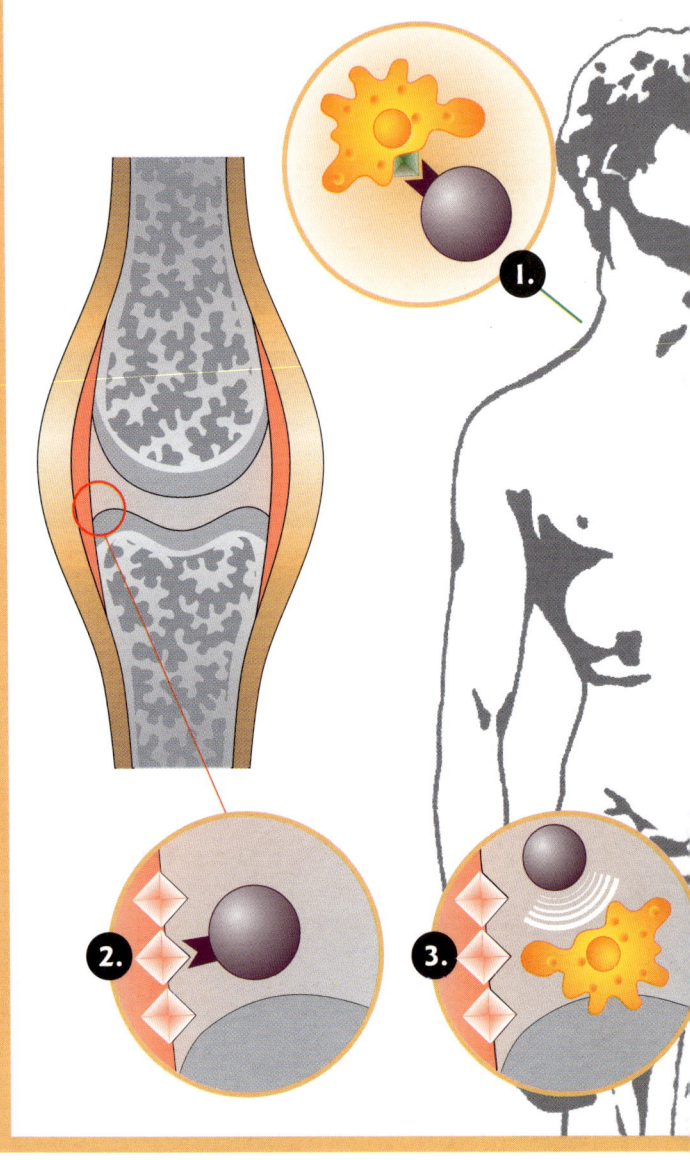

❶ Ein Fremdstoff (Antigen/Virus?)
wird vom Immunsystem entdeckt.
Freßzellen (bestimmte weiße
Blutkörperchen) nehmen das Antigen auf und präsentieren Teile
davon auf ihrer Oberfläche. T-
Zellen erkennen diese als „fremd"
und patrouillieren auf der Suche
nach weiteren dieser Fremdstoffe
in Blut und Gewebe.

❷ In der Gelenkinnenhaut
finden diese T-Zellen körpereigene Gewebsmerk-
male, die dem eingepräg-
ten Feindbild täuschend
ähnlich sind, werden aktiv
und reagieren.

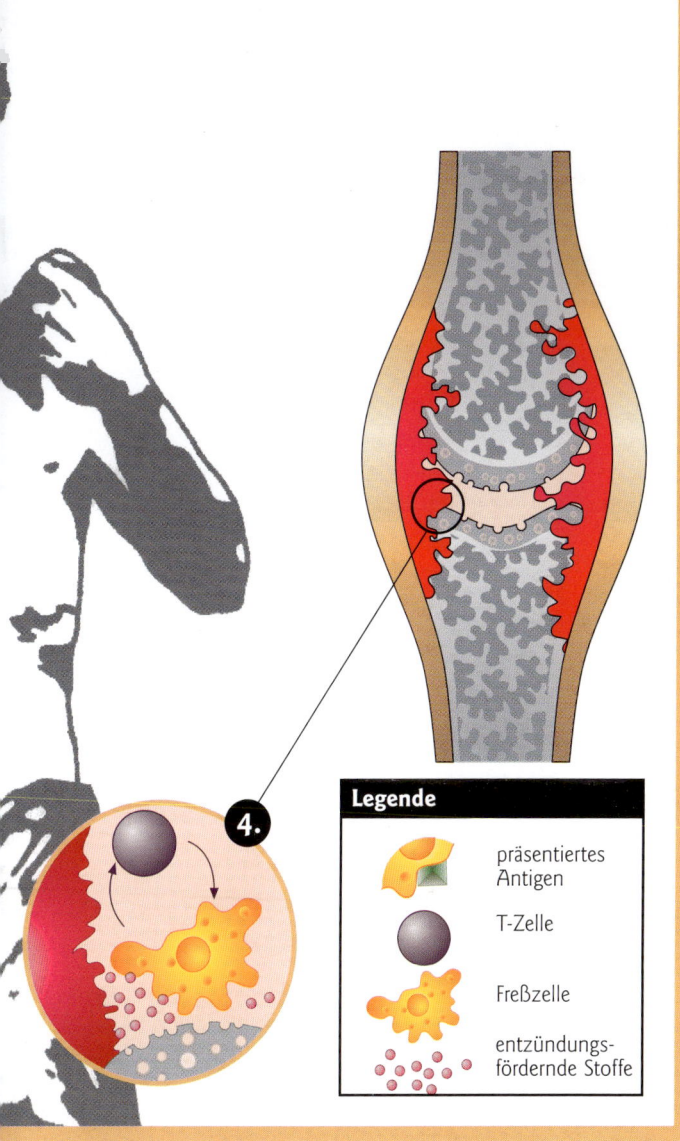

Legende

präsentiertes Antigen

T-Zelle

Freßzelle

entzündungs-fördernde Stoffe

❸ Die falsch programmierten T-Zellen schütten eine Reihe von Botenstoffen aus (u.a. IL-2 und IFNγ), die weitere T-Zellen und die Freßzellen (aber auch andere Immunzellen sowie Gewebe- und Knorpelzellen) aktivieren.

❹ Die Freßzellen schütten daraufhin Signalsubstanzen aus, wodurch sich die Zellen der Gelenkinnenhaut entzünden, in den Gelenkspalt hineinwuchern und schließlich Knorpel und Knochen angreifen. T-Zellen und Freßzellen beeinflussen sich durch Botenstoffe gegenseitig und unterhalten dadurch die Entzündung.

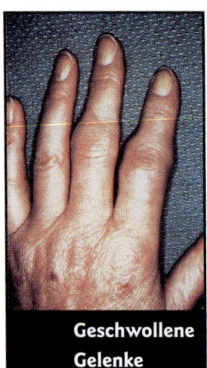

Geschwollene Gelenke

■ Die meisten Betroffenen erleben einen schleichenden Krankheitsbeginn. Neben Appetitlosigkeit und Müdigkeit beispielsweise bemerken sie zunächst eine vorübergehende Gelenksteife am Morgen. Diese kann sich in nahezu unbeweglichen, wie eingefrorenen Händen äußern. Diese Symptome verschwinden nach 15 bis 30 Minuten (können aber auch Stunden anhalten).

Mit Fortschreiten der Krankheit treten Gelenkschmerzen auf, die auch tagsüber anhalten. Durch die Entzündung in den Gelenken sammelt sich Gewebswasser und führt zu Gelenkschwellungen, die oft über Wochen bestehen bleiben. Klare Gelenkkonturen verschwinden, so daß beispielsweise die Knöchel der Hand bei geballter Faust nicht mehr erkennbar sind.

Auch Nervenschmerzen sowie Sehnenscheidenentzündungen treten häufig auf. Bei einem Teil der Patienten verläuft die Erkrankung in Schüben, bei denen sich nahezu beschwerdefreie Phasen und Rheumaschübe mit starken Symptomen abwechseln.

Erste Symptome einer rheumatoiden Arthritis können sein:

■ Appetitlosigkeit
■ Gewichtsverlust
■ Müdigkeit
■ Nachtschweiß
■ Morgensteifigkeit
■ Gelenkschmerzen
■ Gelenkschwellungen

Zwar können grundsätzlich alle Gelenke von dieser rheumatischen Erkrankung betroffen sein, meistens sind es jedoch Hand- und Fußgelenke. Auch die Halswirbelsäule kann in Mitleidenschaft gezogen sein. Die rheumatoide Arthritis beginnt oft an den Hand- und Fingergelenken und erfaßt nach und nach weitere Gelenke symmetrisch, das heißt auf beiden Körperseiten.

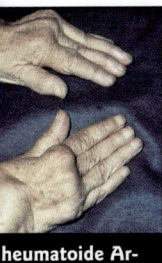

heumatoide Arhritis kann zu chweren Behindeungen führen.

■ Der weitere Krankheitsverlauf der rheumatoiden Arthritis ist individuell sehr verschieden. Bei einem Teil der Betroffenen halten sich Schmerzen und Funktionseinschränkungen der Gelenke in Grenzen. Im Einzelfall kann es sogar zu einem plötzlichen Nachlassen der Symptome oder zu einem Stillstand der Erkrankung kommen. Anhaltende Schmerzen sowie zunehmende Gelenkzerstörungen können in fortgeschrittenem Stadium zu dauerhaften Funktionseinschränkungen und schweren Behinderungen führen. In 10-20 Prozent der Fälle ist die rheumatoide Arthritis besonders aggressiv und kann sogar Invalidität zur Folge haben.

EIN SCHWIERIGES PUZZLE

■ **Die Diagnose der rheumatoiden Arthritis.** Die rheumatoide Arthritis wurde in früheren Jahren häufig erst in einem fortgeschrittenen Stadium erkannt, in dem bereits irreparable Gelenkschäden aufgetreten waren. Mittlerweile weiß man, daß die Erkrankung innerhalb der ersten beiden Jahre nach Auftreten der Symptome besonders schnell fortschreitet. Je früher eine wirkungsvolle Therapie beginnt, um so größer ist die Chance, den Entzündungsprozeß zu beeinflussen und die Zerstörung von Knorpeln und Gelenken aufzuhalten. Aus diesem Grund ist es besonders wichtig, eine frühzeitige und eindeutige Diagnose zu stellen.

Die Diagnosestellung ist eine schwierige Aufgabe für den Arzt, da sich die rheumatoide Arthritis zu Beginn meist durch wenig eindeutige Anzeichen wie Müdigkeit, Appetitlosigkeit und Gewichtsverlust bemerkbar macht. Diese Symptome können zahlreiche Ursachen haben. Einen speziellen Test, der die rheumatische Erkrankung eindeutig nachweist, gibt es nicht.

Ein erfahrener Arzt (z.B. Rheumatologe) wird aber durch gezielte Fragen zur Krankheitsgeschichte (Anamnese) wichtige Hinweise erhalten. Auch die Körperhaltung im Stehen und Gehen gibt dem Arzt zu erkennen, ob bestimmte Gelenke schmerzbedingt geschont werden, Schwellungen oder bereits Fehlstellungen der Gelenke vorliegen. Bei 20 Prozent der Patienten treten Rheumaknoten auf. Es handelt sich dabei um knötchenähnliche Gebilde unter der Haut, die bevorzugt an den Streckseiten der Arme, den Ellenbogen sowie Hand-, Sprung-, Zehen- und Kniegelenken auftreten. Schließlich wird die Beweglichkeit einzelner Gelenke sowie der Wirbelsäule getestet und festgestellt, ob bei bestimmten Bewegungen Schmerzen auftreten.

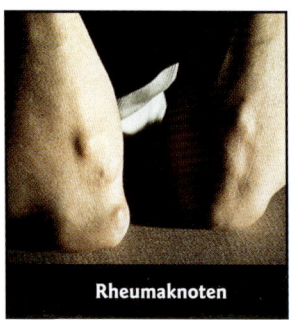

Rheumaknoten

Anhand dieser Untersuchungen ergibt sich ein Bild, das auf rheumatoide Arthritis hindeuten kann. Zur weiteren Abklärung können Röntgenbilder und verschiedene Bluttests herangezogen werden.

UNTERSUCHUNGEN

■ **Allgemeine Labor- und Blutuntersuchungen**
Untersuchungen wie die Bestimmung der Blutsenkungsgeschwindigkeit (BSG) zeigen, ob im Körper eine Entzündung abläuft. Entzündliche Prozesse können jedoch zahlreiche Ursachen haben, daher müssen weitere Tests

erfolgen. Ähnlich verhält es sich bei der Bestimmung der sogenannten Akut-Phase-Proteine. Auch sie zeigen lediglich an, ob sich im Körper entzündliche Prozesse abspielen. Sie geben keinen Aufschluß über die Ursache der Entzündung.

Anhaltspunkte für die Erkennung einer rheumatoiden Arthritis

- Blutsenkungsgeschwindigkeit (BSG)
- Rheumafaktor
- Akut-Phase-Proteine
- genetische Faktoren
- Anzeichen für Arthritis außerhalb der Gelenke (z. B. Rheumaknoten, Beteiligung von Organen, etc.)
- Schäden der Knochen

Die Bestimmung des Rheumafaktors im Blut ist ebenfalls kein eindeutiger Nachweis der Erkrankung, sondern nur ein Bestandteil der umfassenden Diagnostik. Zwar läßt sich dieser Faktor im Verlauf der Erkrankung bei 75 - 80 Prozent der Patienten nachweisen, er kann aber auch bei Krankheiten wie Leberleiden und Tuberkulose nachgewiesen werden. Der Test wird auch bei einer gesicherten Diagnose in bestimmten Abständen wiederholt, da er einen Hinweis auf den Verlauf der Erkrankung gibt: Je größer die Menge an Rheumafaktoren im Blut ist, desto höher ist auch das Risiko, daß die rheumatoide Arthritis schnell und aggressiv fortschreitet.

Da auch genetische Faktoren bei der Entstehung der rheumatoiden Arthritis eine Rolle spielen, fragt der Arzt nach rheumatischen Erkrankungen in der Familie. Einen weiteren Hinweis auf ein vererbtes Risiko kann eine Genanalyse, bei der ein bestimmtes Gewebsmerkmal nachgewiesen wird, geben. Mehr als die Hälfte aller Patienten mit rheumatoider Arthritis zeigt dieses Merkmal. Da der Nutzen dieser Analyse noch nicht endgültig geklärt ist, wird sie in der Praxis bisher nur in Ausnahmefällen durchgeführt.

VERFAHREN

Röntgenaufnahmen und andere bildgebende Verfahren. Neben der funktionellen Beurteilung und den Bluttests sind Röntgenuntersuchungen und andere bildgebende Verfahren von großer Bedeutung. Sie ergänzen sich in ihrer Aussagefähigkeit. Mit ihnen kann sowohl die Ausgangssituation, also das Krankheitsstadium bei der ersten Untersuchung, als auch der Stillstand oder das Fortschreiten der Erkrankung beurteilt werden.

Röntgenuntersuchungen sind dabei nach wie vor ein wichtiges Instrument. Mit ihnen läßt sich der Zustand der Gelenke beurteilen, also feststellen, ob bereits Zerstörungen vorliegen. Allerdings ist es nicht möglich, Gelenkkapseln und Sehnen auf Röntgenbildern abzubilden. Mit **Computertomogrammen (CT)** ist eine räumliche Darstellung des betreffenden Körperbereichs mit allen Körperstrukturen möglich. Außerdem können mit dem CT auch Knochenveränderungen nachgewiesen werden, die im konventionellen Röntgenbild nicht zu sehen sind. Andere Verfahren wie **Ultraschalluntersuchungen (Sonographie)** oder die sogenannte **Kernspintomographie (MRT)** ermöglichen eine Darstellung der Weichteile wie der Gelenkinnenhaut. Durch diese modernen Verfahren ist es möglich, Gelenkentzündungen frühzeitig nachzuweisen, das heißt, noch bevor schwerwiegende Zerstörungen an Knorpel und Knochen eingetreten sind (sogenannte radiologische Veränderungen).

Diagnosekriterien

(nach den Richtlinien der amerikanischen
Rheuma-Vereinigung – ACR)

- Morgensteifigkeit mind. eine Stunde
  andauernd (> 6 Wochen)
- Schwellungen in mindestens 3 oder
  mehr Gelenkregionen (> 6 Wochen)
- Gelenkentzündungen von Hand- und
  Fingergelenken (> 6 Wochen)
- Symmetrische Gelenkentzündungen
  von Hand- und Fingergelenken
  (> 6 Wochen)
- Rheumaknoten
- Rheumafaktor-Nachweis
- Radiologische Veränderungen

Eine rheumatoide
Arthritis liegt mit hoher
Wahrscheinlichkeit vor,
wenn mindestens vier
der genannten sieben
Symptome auftreten.

JE FRÜHER, DESTO BESSER

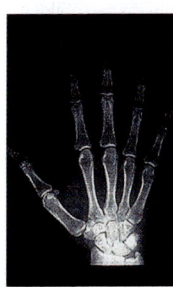

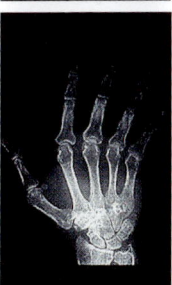

Die Therapie der rheumatoiden Arthritis. Zur
Therapie der rheumatoiden Arthritis steht eine
Reihe unterschiedlicher Behandlungsmöglichkeiten
zur Verfügung. Da nicht jede Gelenkentzündung
gleich schnell oder aggressiv verläuft, ist immer eine
individuell auf den einzelnen Patienten abgestimm-
te Therapie erforderlich. Entscheidend für den Erfolg
ist das gezielte und frühzeitige Vorgehen.
Grundlegendes Ziel einer modernen Therapie der
rheumatoiden Arthritis ist nicht nur die Schmerzlinderung, sondern vor allem die Erhaltung der Gelenkfunktion und die Verhinderung von Gelenkzerstörungen. Die intensive rheumatologische Forschung der letzten Jahre hat gezeigt, daß bei einem

Links oben: Gesunde Hand, links unten:
Gelenkzerstörung durch rheumatoide Arthritis

15

schweren Verlauf der Erkrankung die Behandlung mit wirksamen Präparaten innerhalb der ersten Jahre besonders erfolgreich ist und irreparable Gelenkzerstörungen aufhalten kann. Dazu ist es erforderlich, die verschiedenen zur Verfügung stehenden Therapiemöglichkeiten optimal aufeinander abzustimmen und zu kombinieren. Über Art und Dauer der Therapie beim einzelnen Patienten entscheidet der behandelnde Arzt.

■ Physikalische Therapie

Zu den nichtmedikamentösen Behandlungsmöglichkeiten gehören physiotherapeutische Maßnahmen wie Bewegungs-, Kälte- und Ergotherapie. Sie können helfen, Schmerzen zu lindern, Gelenkversteifungen sowie Muskelschwund zu vermeiden und damit die Beweglichkeit zu erhalten. Auch wenn es schwerfällt, die aktiven Maßnahmen - bei denen nicht der Therapeut, sondern überwiegend der Patient selbst „etwas tun" muß, sind besonders wichtig.

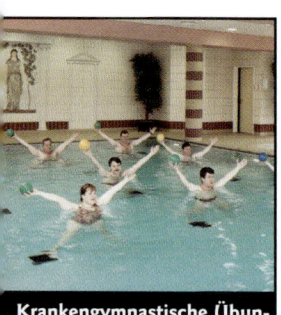

Krankengymnastische Übungen im warmen Wasser trainieren die Beweglichkeit.

Bei vielen Patienten führt die Erkrankung dazu, eine „falsche" Körperhaltung einzunehmen. Damit belasten sie Muskeln und Gelenke zusätzlich. Durch gezielte Übungen lernen Patienten mit rheumatoider Arthritis, sich „richtig" zu bewegen. Liegen bereits Bewegungseinschränkungen vor oder sind die Schmerzen zu groß, können krankengymnastische Übungen auch im warmen Wasser durchgeführt werden. Warmes Wasser lockert die Muskulatur, verringert das Eigengewicht und erleichtert so die Übungen.

Grundsätzlich ist Wärme für Erkrankungen des Bewegungsapparates keineswegs nur günstig. Kälte kann im akuten Krankheitsstadium eine schmerzstillende, abschwellende und muskelentspannende Wirkung haben. Neben Eispackungen und Kühlbeuteln haben sich auch spezielle Kaltblasgeräte und Kältekammern als effektiv erwiesen. Der Einsatz dieser Therapien mit extrem niedrigen Temperaturen erfolgt in Spezialkliniken.

▦ Medikamentöse Behandlung

Eine Behandlung mit Medikamenten ist bei der rheumatoiden Arthritis unumgänglich. Ein Medikament, das die Erkrankung heilt, gibt es noch nicht. Jedoch können bei einer frühzeitigen und konsequenten Therapie z. B. mit Methotrexat, Gold oder Ciclosporin die Beschwerden und Gelenkschäden eingedämmt oder zumindest deutlich gemindert werden. Allerdings sprechen einige Patienten nur teilweise oder gar nicht auf eine Monotherapie mit Basistherapeutika an. Deshalb können auch Kombinationstherapien verschiedener Basistherapeutika wie z. B. Methotrexat und Ciclosporin sinnvoll sein, auf die in der Regel wesentlich mehr Patienten ansprechen.

Bei der medikamentösen Behandlung unterscheidet man zwischen den Basistherapeutika, den Kortisonpräparaten und den nicht-steroidalen Antirheumatika (NSAR). NSAR und Kortisonpräparate beeinflußen nicht den eigentlichen Krankheitsverlauf. Basistherapeutika hingegen greifen in das Krankheitsgeschehen ein und können den Krankheitsprozeß bremsen. Deshalb ist die möglichst frühzeitige Behandlung mit Basistherapeutika von großer Bedeutung.

▦ Basistherapeutika

Basistherapeutika beeinflussen nicht nur die Symptome wie den Schmerz, sondern greifen in den Krankheitsprozeß ein und können dadurch die fortschreitende Zerstörung von Knorpeln und Knochen verhindern oder zumindest verzögern. Wie diese Medikamente in das Krankheitsgeschehen eingreifen, ist nicht bekannt. Die Wirkung der Basistherapeutika setzt erst nach Wochen bis Monaten ein. Medikamente wie Chloroquin oder

Methotrexat sind sehr wirksam, weisen aber auch unerwünschte Nebenwirkungen auf. Es ist daher sehr wichtig, Art und Dosierung des jeweiligen Wirkstoffes individuell auf den Patienten abzustimmen und zur Vermeidung von Spätschäden eine regelmäßige Kontrolle der
Blut-, Leber-, und Nierenwerte durchzuführen.

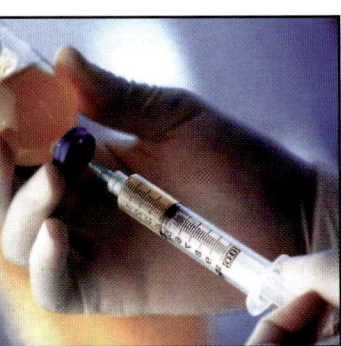

Einige Baistherapeutika wie z.B. Methotrexat oder Gold können intramuskulär injiziert werden.

Klassische Basistherapeutika, z.B.
Anti-Malaria-Mittel wie Chloroquin
und Hydroxychloroquin, werden in der
Regel bei leicht verlaufenden Fällen
eingesetzt. Häufigste Nebenwirkungen
sind Übelkeit und Ablagerungen in der
Hornhaut des Auges, die aber meist
reversibel sind und bei regelmäßigen
Kontrollen vermieden werden können.
Auch Sulfasalazin wird bei rheumatoider Arthritis mit langsamem Verlauf
ohne auffallende Entzündungsaktivität
verwendet und führt häufig zu Magen-
Darm-Störungen und Hautausschlägen.

Goldpräparate werden seit über 50 Jahren zur Behandlung der rheumatoiden Arthritis eingesetzt und können entweder geschluckt (Tabletten)
oder gespritzt werden. Intramuskulär gespritztes Goldsalz ist eines der
wenigen Medikamente, das eine nachgewiesene Wirkung gegen das
rasche Fortschreiten der Gelenkzerstörung hat. Der Einsatz dieser Substanz wird allerdings durch starke Nebenwirkungen wie Hautreaktionen,
Magen-Darm-Beschwerden, Nierenfunktionsstörungen, Blutbildverände-
rungen sowie Schäden der Leber deutlich eingeschränkt.

Methotrexat (MTX) ist eine aus der Tumorforschung stammende
Substanz, die in der Rheumatologie bei aggressivem bzw. schwerem Krankheitsverlauf eingesetzt wird. Mögliche Nebenwirkungen
sind vor allem Übelkeit, Entzündungen der Mundschleimhaut sowie
selten Schädigungen der Leber.

■ **Ciclosporin**

Einen wesentlichen Fortschritt im Bereich der Basistherapeutika stellt der Wirkstoff Ciclosporin dar, der erfolgreich bei der Therapie der Psoriasis-Arthritis eingesetzt wird und seit Dezember 1997 in Deutschland auch zur Behandlung der rheumatoiden Arthritis zugelassen ist. Ciclosporin hemmt gezielt die Aktivität bestimmter Zellen des Immunsystems – der T-Zellen – und die Freisetzung entzündungsfördernder Botenstoffe. So greift der Wirkstoff an einer zentralen Stelle des fehlgeleiteten Abwehrsystems ein und verhindert die Stimulierung weiterer Immunzellen und damit das Fortschreiten der Gelenkentzündung. Klinische Studien bei Patienten mit rheumatoider Arthritis haben gezeigt, daß Ciclosporin die Zerstörung der Gelenke und Knochen aufhält. Mögliche Nebenwirkungen z.B. auf Blutdruck und Nieren sind im allgemeinen dosisabhängig und sprechen auf eine Dosisminderung an.

■ **Kombinationstherapien**

Seitdem bekannt ist, daß bei Patienten mit rheumatoider Arthritis schon in den ersten Jahren irreparable Gelenkzerstörungen auftreten können, hat sich die Therapie der Erkrankung erheblich geändert. Bei Patienten mit einem milden Krankheitsverlauf setzt man ein einzelnes Basistherapeutikum (Monotherapie) ein. Aggressive Formen der Erkrankung erfordern meist von Anfang an eine Kombinationstherapie aus zwei oder sogar drei verschiedenen Basistherapeutika. Die Erfahrung zeigt, daß Kombinationstherapien meist sehr wirkungsvoll sind. Die einzelnen Substanzen ergänzen sich in ihrer Wirkung.

Bei schwerer aktiver rheumatoider Arthritis hat sich die Kombination von Methotrexat mit Ciclosporin als außerordentlich effektiv erwiesen. In wissenschaftlichen Untersuchungen konnte gezeigt werden, daß die Kombinationstherapie mit Methotrexat

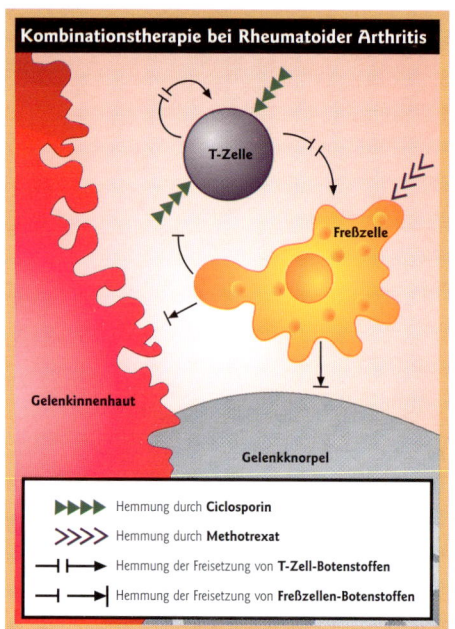

Kombinationstherapie bei Rheumatoider Arthritis

T-Zelle

Freßzelle

Gelenkinnenhaut

Gelenkknorpel

▶▶▶▶ Hemmung durch **Ciclosporin**

≫≫≫ Hemmung durch **Methotrexat**

⊣ ⊢▶ Hemmung der Freisetzung von **T-Zell-Botenstoffen**

⊣ ─▶ Hemmung der Freisetzung von **Freßzellen-Botenstoffen**

**Wo können Basisthera-
peutika in den Entzün-
dungsprozeß eingreifen?**

**Ciclosporin gelangt über
das Blut zu den T-Zellen,
wo es gezielt die Bildung
der Botenstoffe IL-2 und
IFN-γ unterbindet.
Dadurch wird die Aktivie-
rung weiterer T-Zellen sowie der Freßzellen verhindert. Methotrexat hemmt
vermutlich die Aktivität der Freßzellen. Durch die Kombination von
Ciclosporin und Methotrexat kommt es zu Synergieeffekten. Die Entzündungsreaktion wird durch die Wirkung auf T-Zellen und Freßzellen
an zentraler Stelle unterbrochen und die Zerstörung von Knorpel und
Knochen gehemmt.**

und Ciclosporin bessere Behandlungserfolge erzielt, als die
Monotherapie mit Methotrexat.

■ Leflunomid

Leflunomid ist ein Basistherapeutikum zur Behandlung der aktiven
rheumatoiden Arthritis bei Erwachsenen.Es greift in den Pyrimidinstoff-
wechsel im Körper ein und blockiert auf diese Weise die Aktivität der
T-Zellen, die eine wesentliche Rolle bei chronischen Entzündungsprozessen spielen. Neben dieser antientzündlichen Wirkung besitzt
Leflunomid eine sogenannte antiproliferative Wirkung, d.h. es bremst
die Vermehrung von Gewebe. Bei einer chronischen Polyarthritis wirkt
sich dies positiv auf die krankhaften Wucherungen der Gelenkinnenhaut aus. Bei der Behandlung mit Leflunomid sind jedoch strengste
Überwachungsmaßnahmen erforderlich. In einigen Fällen traten
während der Therapie schwere Leberschäden auf. Dies gilt insbesondere bei einer Kombinationstherapie mit Methotrexat. Hier besteht ein
erhöhtes Risiko für das Auftreten schwerwiegender
Leberfunktionsstörungen.

■ TNF-Inhibitoren

Bei entzündlichen-rheumatischen Erkrankungen ist ein bestimmter Botenstoff des Immunsystems – der Tumor Nekrose Faktor a (TNFa) – wesentlich an der Gelenkentzündung beteiligt. Unter TNF-Inhibitoren, auch TNF-Blocker genannt (z.b. Etanercept, Inflixmab), versteht man Medikamente, die TNFa binden und damit unwirksam machen. Schmerzen, Schwellungen und die fortschreitende Zerstörung der Gelenke können so vermindert werden. Da diese Medikamente jedoch erst seit relativ kurzer Zeit zur Behandlung von Patienten eingesetzt werden, fehlen Langzeiterfahrungen.

WEITERE THERAPIEN

■ Corticoide

Schnell wirksam sind Cortisonpräparate (Corticoide). Sie haben eine entzündungshemmende und dadurch schmerzstillende Wirkung. Cortison ist ein körpereigenes Hormon, das zur Steuerung zahlreicher lebenswichtiger Prozesse benötigt wird und auch auf das menschliche Immunsystem wirkt. Bei einer längerfristigen Anwendung eines Cortisonpräparates kann das hormonale Gleichgewicht gestört werden. Es können – besonders bei hoher Dosierung – Nebenwirkungen, wie ein erhöhtes Infektionsrisiko, Bluthochdruck, Augenerkrankungen und Entkalkung der Knochen (Osteoporose), auftreten. Um diese Nebenwirkungen zu vermeiden oder zu reduzieren, kann daher bei der rheumatoiden Arthritis eine niedrigdosierte – und damit meist verträglichere – Dauerbehandlung mit Cortikoiden als ergänzende Begleitmedikation eingesetzt werden.

■ Nichtsteroidale Antirheumatika (NSAR)

NSAR (wie z.B. der Wirkstoff Diclofenac) lindern schnell die Schmerzen und unterdrücken die Entzündung. Ihr Angriffspunkt ist die Hemmung bestimmter körpereigener Botenstoffe, der Prostaglandine, die an Entzündungsprozessen und der Weiterleitung von Schmerzen an das zentrale Nervensystem beteiligt sind. NSAR haben sich vor allem bei leichten rheumatischen

Erkrankungenbewährt; wenn aber Gelenkzerstörung droht, sollten
Basistherapeutika verwendet werden.

ZUKÜNFTIGE THERAPIEN

■ Auf der Basis neuer Erkenntnisse über die Ursachen und den
Verlauf der rheumatoiden Arthritis wurde in jüngster Zeit die
Entwicklung biologischer Medikamente stark vorangetrieben. Große
Hoffnungen setzt man auf gentechnisch hergestellte Proteine, sogenannte monoklonale Antikörper, die gegen bestimmte Zellen des
Immunsystems oder Botenstoffe gerichtet sind und dadurch die
Entzündungsreaktion im Gelenk stoppen oder unterbrechen. Gen-
therapeutische Verfahren werden bereits weltweit getestet. Dabei
werden Zellen mit verändertem Erbgut in die erkrankten Gelenke
gespritzt, die dort Proteine oder Botenstoffe produzieren und
dadurch die Entzündung bremsen.

Längst nicht alle dieser Neuentwicklungen werden den
erhofften therapeutischen Fortschritt bringen. Zur Zeit
handelt es sich um experimentelle Therapieansätze, die
nur in wenigen hochspezialisierten Kliniken auf ihre
Wirksamkeit untersucht werden.

HILFE FÜR BETROFFENE

■ Nicht jeder, der rheumatische Beschwerden hat, ist auch an rheuma-
toider Arthritis erkrankt. Wenn aber rheumatische oder rheumaähnli-
che Schmerzen und Schwellungen anhalten, sollte zur Abklärung der
Ursachen ärztlicher Rat eingeholt werden. Um eine rheumatoide
Arthritis zweifelsfrei feststellen oder ausschließen zu können, sind
spezielle Untersuchungen erforderlich. Bei Verdacht auf rheumatoide
Arthritis können Patienten Rheumatologen aufsuchen, die auf diese
Erkrankung spezialisiert sind.

In Deutschland gibt es 24 regionale Rheumazentren. In diesen vom Bundesminister für Gesundheit geförderten Einrichtungen arbeiten Ärzte mit Physio- und Ergotherapeuten zusammen. In diesen Kliniken stehen modernste Techniken zur Verfügung, um rheumatische Erkrankungen wie die rheumatoide Arthritis frühzeitig zu diagnostizieren und gezielt zu behandeln.

■ Der nachfolgenden Tabelle können Betroffene entnehmen, wo sich ein Rheumazentrum in ihrer Nähe befindet:

Sprecher und Koordinatoren in der Arbeitsgemeinschaft Regionaler kooperativer Rheumazentren in der DGRh e.V.
(nach Postleitzahlen geordnet)

■ **Technische Universität Dresden**
Universitätsklinikum Carl Gustav Carus
Herrn Prof. Dr. med. H.-E. Schröder
Med. Klinik III und Med. Poliklinik
Fetscherstr. 74, 01307 Dresden
Tel. (0351) 458 3100 (Sekretariat/Koord. Fr. Dr. Jabs)
Fax (0351) 458 4318

■ **Rheumazentrum am Universitätsklinikum Leipzig e.V.**
Herrn Prof. Dr. med. habil. H. Häntzschel
Med. Klinik und Poliklinik IV
Ph. Rosenthal-Str, 27a 04103 Leipzig
Tel. (0341) 9724 930 (Sekretariat/Koord. Dr. K. Boche)
Fax (0341) 9724 939

■ **Rheumazentrum Jena e.V.**
am Klinikum der Friedrich-Schiller-Universität
Herrn Priv.-Doz. Dr. med. G. Hein
Klinik für Innere Medizin IV, Abt. Rheumatologie
Erlanger Allee 101, 07740 Jena
Tel. (03641) 63 93 15 (Koord. Dr. rer. nat. J. Steinert)
Fax (03641) 63 92 69

23

■ **Regionales Rheumazentrum Berlin e.V.**
Herrn Priv.-Doz. Dr. med. J. Sieper
am Klinikum Benjamin Franklin der FU Berlin
Hindenburgdamm 30, 12200 Berlin
Tel. (030)   8445 41 49 (Koord. Dr. U. Eggens)
Fax (030)   834 92 53

■ **Regionales Rheumazentrum Greifswald e.V.**
Herrn Prof. Dr. D. Köster
Klinik für Orthopädie/Klinik der Ernst-Moritz-Arndt-Universität
Rathenaustr. 48, 17487 Greifswald
Tel. (03834) 86 58 90/91 (Koord. Dr. rer. nat. S. Jilg)
Fax (03834) 86 58 97

■ **Rheumazentrum Rostock**
Herrn Prof. Dr. med. M. Keysser
Abteilung Rheumatologie
Klinikum Rostock-Südstadt
Südring 81, 18059 Rostock
Tel. (0381)   440 1203 Sekr. Klinik f. Innere Medizin
Fax (0381)   440 1206

■ **Rheumazentrum Kiel/Damp/Rendsburg**
Herrn Prof. Dr. med. M. Kneba
2.Med. Klinik u. Poliklinik der Christian-Albrechts-
Universität (CAU) zu Kiel
Chemnitzstraße 33, 24116 Kiel
Tel. (0431)   16 97 12 11
Fax (0431)   16 97 12 19

■ **Regionales Rheumazentrum an der Medizinischen**
Universität Lübeck und der Rheumaklinik Bad Bramstedt
Herrn Prof. Dr. med. W. L. Gross/Rheumaklinik
Oskar-Alexander-Str. 26, 24572 Bad Bramstedt
Tel. (0451)   500 2368 (Sekretariat/Koord. Fr. Dr. Chr. Richter)
Fax (0451)   500 3650 (Sekretariat Lübeck)
Tel. (04192) 90 25 76 (Sekretariat Bad Bramstedt)
Fax (04192) 90 23 89 (Sekretariat Bad Bramstedt)

■ **Regionales kooperatives Rheumazentrum Hannover e. V.**
Herrn Prof. Dr. med. H. Zeidler
Medizinische Hochschule Hannover (Abt. Rheumatologie)
Carl-Neuberg-Str. 1, 30625 Hannover
Tel. (0511)   532 64 00 (Koord. Dipl. Psych. S. Mattussek)
Fax (0511)   532 64 01

■ **Ev. Johannes-Krankenhaus Bielefeld**
　　Medizinische Klinik
　　Herrn Prof. Dr. med. H. Mielke
　　Schildescher Str. 99, 33611 Bielefeld
　　Tel. (0521) 801 4351
　　Fax (0521) 801 4810

■ **Rheumazentrum Magdeburg / Vogelsang e. V.**
　　Herrn Prof. Dr. med. J. Kekow
　　39245 Vogelsang-Gommern
　　Tel. (039200) 67 319 (Koord. Fr. Dr. M. Kekow)
　　Fax (039200) 67 311 (Sekretariat)

■ **Kooperatives Rheumazentrum Düsseldorf**
　　Heinrich-Heine-Universität, MNR-Klinik
　　Düsseldorf-Ratingen-Emmerich-Meerbusch-Wuppertal
　　Herrn Dr. med. Chr. Specker
　　Moorenstraße 5, 40225 Düsseldorf
　　Tel. (0211) 811 78 17 (Sekretariat/Koord. Fr. Dr. J. Richter)
　　Fax (0211) 811 64 55

■ **Rheumazentrum Westliches Ruhrgebiet e. V.**
　　Herrn Prof. Dr. H. Warnatz
　　Kath. Krankenhaus St. Josef
　　Propsteistraße 2, 45239 Essen
　　Tel. (0201) 8408 214 (Koord. OA Dr. med. Hendriks)
　　Fax (0201) 8408 883

■ **Rheumazentrum Ruhrgebiet**
　　Herrn Prof. Dr. J. Braun
　　St. Josefs-Krankenhaus
　　Tel. (02325) 59 21 31
　　Fax (02325) 59 21 36

■ **Kooperatives Rheumazentrum Münster e.V.**
　　Münster-Sendenhorst-Bad Bentheim
　　Herrn Prof. Dr. med. Dr. h. c. W. Domschke
　　Med. Klinik und Poliklinik B der Westf.
　　Wilhelms-Universität Münster
　　Domagkstraße 3, 48149 Münster
　　Tel. (0251) 835 75 62 (Koord. Dr. med. M. Gaubitz)
　　Fax (0251) 835 64 29

■ **Rheumazentrum Aachen**
　　Herrn Prof. Dr. E. Genth, Abt. Rheumatologie
　　Burtscheider Markt 24, 52066 Aachen
　　Tel. (0241) 60 96 42 01
　　Fax (0241) 60 96 19 63

■ **Landesarbeitsgemeinschaft Rheumatologie und kooperatives Rheumazentrum Rheinland-Pfalz e. V.**

Herrn Prof. Dr. med. R. Dreher
Klinik für Rheumakranke
Dr. Alfons-Gamp-Str. 1-5, 55543 Bad Kreuznach
Tel. (0671) 93 22 71
Fax: (0671) 93 22 90

■ **Rheumazentrum Rhein-Main e.V.**

Frankfurt-Schlangenbad-Wiesbaden
Herrn Prof. Dr. med. J. P. Kaltwasser
Med. Klinik III, Bereich Rheumatologie
Klinikum der J. W. Goethe-Universität
Theodor-Stern-Kai 7, 60590 Frankfurt/Main
Tel. (069)   67 05 390
Fax (069)   67 05 393

■ **Universitäres Rheumazentrum Gießen/Bad Nauheim**

Herrn Prof. Dr. K. L. Schmidt
Klinik für Rheumatologie
Ludwigstraße 37-39, 61231 Bad Nauheim
Tel. (06032) 996 2199 (Koord. Priv.-Doz. Dr. G. Neeck)
Fax (06032) 996 2180

■ **Rheumazentrum Saarland**

Herrn Prof. Dr. med. M. Pfreundschuh
c/o Medizinische Universitätsklinik I
66421 Homburg/Saar
Tel. (06841) 16 30 02 (Sekretariat/ Koord. Dr. B. Koch)
Fax (06841) 16 31 01

■ **Rheumazentrum Heidelberg e. V.**

Dr. C. Fiehn
Med. Klinik und Poliklinik V
Universität Heidelberg
Hospitalstraße 3
69115 Heidelberg
Tel. (06221) 56 80 40
Fax (06221) 56 49 20

■ **Regionales Rheumazentrum Südbaden**

Herrn Prof. Dr. med. H. H. Peter
Abt. Rheumatologie und Klinische Immunologie
am Klinikum der Albert-Ludwigs-Universität
Hugstetter Str. 55, 79106 Freiburg
Tel. (0761)   270 34 48
                270 36 95 (Sekretariat/ Koord. Dr. J. von Kempis)
Fax   (0761)   270 34 46

■ **Rheumazentrum München e. V.**
    Herrn Prof. Dr. med. M. Schattenkirchner
    Rheumaeinheit der LMU München
    Pettenkoferstr. 8a, 80336 München
    Tel. (089)   51 60 35 68/78/79
                (Sekretariat/Koord. OA Priv.-Doz. Dr. K. Krüger)
    Fax (089)   59 24 46

■ **Rheumazentrum Südwürttemberg**
    Kooperatives Rheumazentrum Bad Buchau/Tübingen
    Herrn Dr. med. R. Maleitzke
    Federseeklinik, 88419 Bad Buchau
    Tel. (07582) 8 00 14 75
    Fax (07582) 8 00 13 68

■ **Rheumazentrum Erlangen**
    Herrn Prof. Dr. G. Weseloh
    Orthopädische Uniklinik St. Marien
    Rathsberger Straße 57, 91054 Erlangen
    Tel. (09131) 82 23 09 (Sekr./Koord. Dr. med. h. D. Carl)
    Fax (09131) 82 23 40

■ **Rheumazentrum Regensburg / Bad Abbach**
    am Klinikum der Universität
    Herrn PD Dr. med. Ulf Müller Ladner
    Klinik und Poliklinik für Innere Medizin I
    Franz-Josef-Strauß-Allee 11, 93053 Regensburg
    Tel. (0941)   944 71 33
    Fax (0941)   944 71 35
    Fax (09405) 182970 (Sekr. Fr. König, Bd. Abbach)

■ **Der Bundesverband für Gesundheitsinformation und
Verbraucherschutz „Info-Gesundheit" e.V. berät Sie gerne
in Fragen zur rheumatoiden Arthritis:**
    Gotenstraße 164
    53175 Bonn
    Tel. (0228)   937 99 50
    Fax (0228)   367 93 90

■ **Bei Fragen zum Thema Rheuma kann Ihnen auch die
Deutsche Rheuma-Liga, Bundesverband e.V. weiterhelfen:**
    Maximilianstr. 14
    53111 Bonn
    Infoline-Tel. (0228) 76 67 08 0
    Fax   (0228) 76 60 62 0

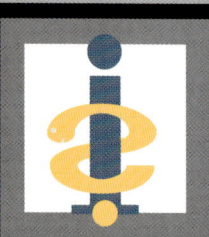

Bundesverband für Gesundheitsinformation und
Verbraucherschutz – Info Gesundheit e.V.
Geschäftsführer: RA Erhard Hackler
Gotenstraße 164
53175 Bonn
Tel. 0228/93 79 950

© 2002 MedCom international GmbH
Godesberger Allee 154, 53175 Bonn
Telefon: 0228 / 30 82 1-0
Telefax: 0228 / 30 82 1-33
in Zusammenarbeit mit dem Bundesver-
band für Gesundheitsinformation und
Verbraucherschutz – Info Gesundheit e. V.,
Referat Presse- und Öffentlichkeitsarbeit,
Gotenstraße 164, 53175 Bonn
Telefon: 0228 / 93 79 950
Telefax: 0228 / 3 67 93 90

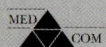

ISBN 3 - 931281 - 13 - 2